YANG LAO HU LI JI SHI JI NENG

养老护理技师技能

编写委员会

主　　任：李红兵
副 主 任：余翰林　王　菲
委　　员：周洪敬　石　静

主　　审：白继荣
主　　编：陈艳华
副 主 编：杨左军

编　　者：

茆有怀　恭和苑养老机构管理有限公司
陈艳华　北京市养老服务职业技能培训学校
赵　莉　北京市养老服务职业技能培训学校
曹苏娟　北京慧佳养老服务有限公司
辛胜利　北京市第一社会福利院
杨左军　中日友好医院
姚　蕾　北京市劲松职业高中

华龄出版社

责任编辑：程　扬
责任印制：李未圻

图书在版编目（CIP）数据

养老护理技师技能 / 北京市民政局, 北京市养老服务职业技能培训学校编. -- 北京：华龄出版社，2021.3
ISBN 978-7-5169-1899-9

Ⅰ. ①养… Ⅱ. ①北…②北… Ⅲ. ①老年人 - 护理学 - 职业培训 - 教材 Ⅳ. ① R473.59

中国版本图书馆 CIP 数据核字 (2021) 第 006215号

书　　名：养老护理技师技能
作　　者：北京市民政局　北京市养老服务职业技能培训学校 编

出版发行：华龄出版社
地　　址：北京市东城区安定门外大街甲 57 号　　邮　　编：100011
电　　话：010-58122255　　传　　真：010-84049572
网　　址：http://www.hualingpress.com

印　　刷：北京市大宝装璜印刷厂
版　　次：2022 年 1 月第 1 版　　2022 年 1 月第 1 次印刷
开　　本：787mm × 1092mm 1/16　　印　　张：16.5
字　　数：250 千字
定　　价：68.00 元

ELDER CARE

目录

第一章　老年人康复服务

现代养老服务是一种全人、全员、全程服务。所谓“全人”服务是指养老机构不仅要满足老年人的衣、食、住、行等基本生活照料需求，还要满足老年人医疗保健、疾病预防、康复以及精神文化、心理与社会等需求，科学规范的康复服务可以促进老年人能力的提升，延缓老化或功能衰退，增强其独立性，而非增强其依赖性，达到“助人自助”的目的。

老年人康复服务是漫长的、循序渐进的过程，处于不同的功能阶段的老年人需要不同的康复训练方法和技巧，作为养老护理技师要在学习理论知识的基础上具备配合专业康复师实施康复训练的技能，同时也要具备在康复训练之前及康复过程中不断地对老年人的能力及康复效果进行评估的能力，为康复训练调整实施方案提供依据，本章的内容主要是对于养老护理技师康复技能的培训与指导。

第一节　老年人功能康复评估

康复是一项分阶段进行的服务，不同能力状态需要不同的康复方法，养老护理技师要在康复人员指导下为老年人制订科学的、规范的康复计划，采用有效的康复训练方法，同时要考虑到需要在康复初期及康复的不同阶段不断对老年人的康复效果及功能状态进行评估，制定个性化的训练方法和进度安排。

同时，养老服务评估的必要性还在于为确定老年人服务需求的类型、明确护理等级提供客观依据，也为国家提供福利补贴政策等提供科学标准。

一、老年人日常生活活动能力评估方法

（一）老年人日常生活活动能力评估范围与评估方法

1. 日常生活活动能力的概念

日常生活活动能力（Activities of Daily Living，ADL）是指满足个体自身每日的更衣、洗澡、如厕、行走、大小便控制等能力。ADL 得分常用于描述个体功能的基础状态，并作为测评康复效果的依据。

2. 日常生活活动能力量表的应用（方法一）

日常生活活动能力量表（Activities of Daily Living scale,，ADLs）由美国的 Lawton 和 Brody 于 1969 年制定，是应用较为广泛的康复评估量表。主要用于评定老年人的日常生活能力。该量表项目细致，简明易懂，便于询问，适用于老年人。评定采用计分法，易于记录和统计，非专业人员也很容易掌握。

（1）日常生活活动能力量表的结构和内容

ADL 量表共有 14 项，包括两部分内容，一是躯体生活自理量表，共 6 项：上厕所、进食、穿衣、梳洗、行走和洗澡；二是工具性日常生活能力表，共 8 项：打电话、购物、备餐、做家务、洗衣、使用交通工具、服药和自理经济（见表 1-1-1）。

（2）评定方法

评定时按表格逐项询问，如果老年人不能回答或不能正确回答（如失智或失语），可根据家属、护理人员等知情人的观察来评定。评分分为 4 级：自己完全可以做选 1；自己做有些困难选 2；需要帮助选 3；自己完全不能做选 4。

表 1-1-1　日常生活活动能力量表（Activities of Daily Living scale，ADLs）

请在数字上圈上最适合的情况		
1. 乘坐公共汽车　1　2　3　4		8. 梳头刷牙等　1　2　3　4
2. 行走　1　2　3　4		9. 洗衣　1　2　3　4
3. 做饭菜　1　2　3　4		10. 洗澡　1　2　3　4
4. 做家务　1　2　3　4		11. 购物　1　2　3　4

续表

请在数字上圈上最适合的情况									
5. 服药	1	2	3	4	12. 定时上厕所	1	2	3	4
6. 吃饭	1	2	3	4	13. 打电话	1	2	3	4
7. 穿衣	1	2	3	4	14. 处理自己钱财	1	2	3	4

（3）结果评定

评定结果可按总分和单项分进行分析。低于 16 分为完全正常；大于 16 分说明有不同程度的功能下降；单项分 1 分为正常，2–4 分为功能下降。凡有两项或两项以上 ≥3 分，或总分 ≥22 分，为功能有明显障碍。

3. 日常生活功能指数量表的应用（方法二）

日常生活功能指数量表是 Katz 等人设计的语义评定量表。用于评定被试者的日常生活功能。

（1）Katz 量表的结构和内容

共有 6 项功能评分，包括：洗澡、更衣、如厕、移动、控制大小便和进食。

（2）评定方法

通过观察，确定 6 个 ADL 功能的评分，总分值与生活功能有关。此量表可作为自评或他评，以确定各项功能完成的独立程度。每个功能项目中，“帮助”是指监护、指导、协助。

评估下列各项功能，在相应的地方打“√”。

表 1-1-2　Katz 日常生活功能指数评价表

评价日期	姓名	
1. 洗澡——擦浴、盆浴或淋浴		
□ 独立完成（洗盆浴时进出浴缸自如）	□ 仅需要部分帮助（如背部或一条腿）	□ 需要帮助（不能自行沐浴）
2. 更衣——从衣橱或抽屉内取衣穿衣（内衣、外套），以及扣衣扣，系带。		
□ 取衣、穿衣独立完成	□ 只需要帮助系鞋带	□ 取衣、穿衣要协助
3. 如厕——进厕所排尿、排便自如，排泄后能自洁及整理衣裤。		
□ 无须帮助，或能借助辅助器具进出厕所	□ 进出厕所需帮助（需帮助清洁或整理衣裤）	□ 不能自行进出厕所完成排泄过程

续表

评价日期		姓名
4. 移动——起床、卧床、从椅子上站立或坐下		
□ 自如（包括使用辅助器具）	□ 需要帮助	□ 不能起床
5. 控制大小便		
□ 完全能自控	□ 偶尔有失禁	□ 需别人观察控制或失禁
6. 进食		
□ 进食自理	□ 需帮助备餐能自己吃食物	□ 需帮助进食，部分或全部胃管喂食，或需静脉输液

（3）结果评定

Katz 认为功能活动的丧失按特定顺序进行，复杂的功能首先丧失，简单的动作丧失较迟。Katz 指数把日常生活功能状态分为 A-G 七个功能等级，A 级为完全自理，G 级为完全依赖，从 A 级到 G 级独立程度依次下降：

A 级：全部六项活动均能独立完成。

B 级：能独立完成六项活动中的任意五项，只有一项不能独立完成。

C 级：只有洗澡和其他任意一项不能独立完成，其余四项活动均能独立完成。

D 级：洗澡、更衣和其他任意一项不能独立完成，其余三项活动均能独立完成。

E 级：洗澡、更衣、上厕所和其他任意一项不能独立完成，其余两项活动均能独立完成。

F 级：洗澡、更衣、上厕所、转移和其他任意一项不能独立完成，其余一项可独立完成。

G 级：所有六项活动均不能独立完成。

4. 能力综合评估

（1）感知觉与沟通能力

①意识状态

4 分：清醒

不必任何刺激（头脑）即可清楚明白，对问话能正确地做出反应，若无法说话者，非语言的正确反应也可以。

3 分：嗜睡

稍给予刺激才会清醒，刺激反应结束又开始嗜睡。意识朦胧，有注意力障碍，思考慢，不清晰。

2 分：混乱

无法正常思考及判断，通常合并注意力不集中及定向感障碍。分不清是白天或晚上、不知自己身在何处而走失、无法辨别是家人或不熟的人。

1 分：呆滞

对一般刺激（如拍肩等）常没有反应，或反应程度降低。

0 分：昏迷

处于浅昏迷时对疼痛刺激有回避和痛苦表情，处于深昏迷时对疼痛刺激无反应。

②视力

视老年人需要，以习惯使用的视觉辅助器（如：老花眼镜、放大镜等）评估老年人在光线充足下看近物的能力。

4 分：正常（能看到书报中的标准字体）

3 分：轻度障碍（可以看清楚大字的印刷体）

2 分：中度障碍（看不清报纸的标题，但能辨识对象）

1 分：重度障碍（辨识对象有困难，但眼球能随物件移动）

0 分：极重度障碍（失明或仅能见到光、颜色或形状，眼睛不能随物件移动）

③听力

4 分：正常（能正常交谈、看电视、接电话）

3 分：轻度障碍（在轻声说话或正常说话距离 1 米时听不清）

2 分：中度障碍（在安静的环境下，需要说话者提高音量才可听见）

1 分：重度障碍（讲话者大声说话或说话很慢，才能被部分听见）

0 分：极重度障碍（丧失听觉）

根据以上 3 个指标的评定，将其得分相加得到“感知觉与沟通能力”的总分。

表 1-1-3 感知觉与沟通能力评分汇总表

分级	分级名称	分级标准
1	重度受损	0-3 分
2	中度受损	4-7 分
3	轻度受损	8-10 分
4	能力完好	11 分以上

（2）自理和活动能力（ADLS）

①进食

3 分：可独立进食

不需他人协助、监督或持续敦促，在合理时间内（一小时内），可自己用餐具取用眼前的食物、切割食物，将餐盘内食物吃完。能自行取用进食辅具。

2 分：需部分帮助

A. 需他人帮忙夹菜、弄碎食物，但仍可自行吃饭。

B. 可自行吃饭，时间超过 1 小时或食物撒落一地。

C. 可勉强及吃力完成，过程非常辛苦，需他人提醒饮食量，避免哽噎、过食或少食。

1 分：要极大帮助

由鼻胃管进食。只能嘴动，手不会舀，完全由他人喂食。

0 分：完全依赖他人

②洗澡

3 分：可独立完成

2 分：准备好洗澡水后，可自己独立完成需他人协助、监督或持续敦促，才能完成

1 分：在洗澡过程中需他人帮助可自行完成，但执行过程困难（会造成身体过度疲累）或清洁度不佳

0 分：完全依赖他人

③穿脱衣服

3 分：可独立完成

A. 能自行独立完成，包括穿脱衣裤、解开扣子或拉拉链、穿脱鞋

袜、绑鞋带，都不需要他人协助、监督或持续敦促。

B. 每项动作分别于 10 分钟内完成。

2 分：需部分帮助

A. 在他人协助下，能在合理时间（10 分钟内）自行完成一半以上的动作。

B. 能够自己穿脱大部分的衣裤鞋袜，但细微动作需他人协助，如将袜子拉好、系好鞋带、扣好扣子等。

1 分：需要极大帮助

穿衣脱衣过程当中，至少过程的一半以上需要别人帮忙才能完成。

0 分：完全依赖他人

④如厕

3 分：可独立完成

A. 可自行完成使用马桶、穿脱衣裤且不弄脏衣物，自行使用卫生纸擦拭清洁，且不需他人协助、监督或敦促安全。

B. 使用接便器（接尿器）者，可自行清洗接便器（接尿器）、完成如厕动作、自行使用卫生纸擦拭等，不需他人协助、监督或持续敦促。

2 分：需部分帮助

A. 使用马桶、接便器时需要帮忙扶持或协助整理衣物或使用卫生纸、冲马桶或清理接便器（接尿器）。

B. 可自行完成，需有人监督或持续敦促安全及卫生。

1 分：需要极大帮助

整个过程，均需要他人协助。

0 分：完全依赖他人

⑤移位转移（上下床）

3 分：可独立完成

可独立完成整个移位过程，包括自己坐起来及独立坐稳、使用轮椅的刹车和移动脚踏板，都不需要他人协助、敦促，且没有安全方面的顾虑。

2 分：需部分帮助

A. 需要少许协助或提醒，方能完成移位的过程。

B. 在移位过程，有安全上的顾虑，需有人在旁监督或持续敦促。

1 分：需要极大帮助

能自行坐起及独立坐稳，但离床移位至椅子或轮椅的过程，需要协助。

0 分：完全依赖他人

不能自行移位，完全需他人协助才能坐起来或需人帮忙才能移动。

⑥平地行走

3 分：可独立在平地上行走 50 米

A. 可立或自行使用辅具（包括拐杖、支架、义肢、助行器等）。

B. 行走 50 米以上（指一口气走完）。

C. 行走过程无安全顾虑，不需要他人协助、持续敦促。

2 分：需他人部分帮助

A. 稍微扶持（如一手搀扶）或口头指导，才可行走 50 米（中间需休息一次）。

B. 不需他人扶持，但行走时间明显过长或走不到 50 米。行走时摇晃，有跌倒危险。

1 分：需要极大帮助

A. 虽无法行走，但可独立操作轮椅（包括转弯、进门、接近桌子等），并可推行轮椅 50 米以上。

B. 可行走，但需他人大量扶持，且行走距离在 50 米内，并有跌倒危险。

0 分：完全依赖他人

A. 无法行走 5 米以上，完全依赖他人。

B. 需要他人协助操作轮椅才能移动，或完全无法操作者。

根据以上 6 个指标的评定，将其得分相加得到“自理和活动能力”的总分。

表 1-1-4　自理和活动能力评分汇总表

分级	分级名称	分级标准
1	重度受损	0–3 分
2	中度受损	4–6 分
3	轻度受损	7–12 分
4	能力完好	13 分以上

（二）老年人日常生活活动能力评估注意事项

1. 评估过程中要与老年人进行有效沟通

（1）有效沟通，讲明目的。以“可以看到”“可以确认”的第一手评估资料为事实。使评估对象没有顾虑、放松回答。

（2）老年人的意识清楚。判断老年人是否能独立接受评估，此为首选方式。当确定老年人不能单独接受评估时，可由家属或照护者代替回答。

（3）老年人有正常理解能力和表达能力。理解和表达对评估结果有着很大的影响。首先，老年人要有基本正常的智力，能听懂评估者的问话，明白评估者发出的“口令”。另外，听懂了意思能否正确表达出来也非常重要。如：问老年人“能否独立处理自己的钱财”，可以进一步解释为：“能否去银行存款和取款？”这样就便于老年人理解了。

（4）确定视力和听力情况。日常生活活动能力受听力和视力的影响，比如，老年性耳聋的老年人，在进行能力测试时分数会比较低，但是给他戴上助听器后，会发现老年人的能力增加了很多，这就是听力对观察结果的影响。老年人佩戴合适的老花镜，也能增加其沟通能力。所以，为确保评估真实性，首先要确认老年人的视力和听力水平。

2. 以当前评定的状态为准

要以评估当时的客观情况为基本资料，参考“最近一个月内的近况”，排除非客观因素的干扰，如老年人情绪不佳、烦躁时不要进行评估。要甄别老年人、家属、照护人员有无刻意夸大或缩小老年人能力状态等倾向，以取得真实的客观资料。

3. 注意评定老年人的实际能力

因疾病或衰老，导致无能力做生活中必需的事情，才叫作“失能”，而其他干扰的因素，如“不愿意做”、“不想做”、疲倦等导致的不能做并不是真正的失能。评估时，要“透过现象看本质”，搞清楚是“不能做”，“不愿意做”，还是“没听懂怎么做”等。

4. 保证评估题目的标准化和设计合理性

为使老年人能正确回答，要将评估表中标准化的问题有效地传达，设计不离题目含义但也要设计合理，让老年人能理解和回答。

5. 评估过程中安全风险的防范

在无安全隐患和风险的前提下，可对接受评估的老年人进行实际行动的测试，如行走、上楼梯能力的测定等，但如有潜在跌倒的危险时，不可使用以上方法。

6. 确保评估结果的可信度

对所评估的老年人的判定结果有不明之处或有争议时，应再度确认，可以进行复评，或纠正不良方式后再度评估。可暂停评估进程，择期复测，避免沟通不良造成的误解和偏差。特殊事宜应记入“特别记载事项”中。为取得客观资料，除了文字描述外可以在征得被测试者许可的前提下，保存影像和签字等客观资料。

二、老年人认知功能评估方法

（一）认知功能的概念

认知过程是指人们获得知识或应用知识的过程，这是人的最基本的心理过程。它包括感觉、知觉、记忆、思维、想象和语言等。人脑接受外界输入的信息，经过头脑的加工处理，转换成内在的心理活动，进而支配人的行为，这个过程就是信息加工的过程，也就是认知过程。

人们对具体食物的认知开始于感觉与知觉，首先对事物个别属性和特性进行感觉，而知觉是对事物的整体及其联系与关系的认识。然后，把它保留在人们的头脑中，并在需要时能再现出来。经过多次感觉、记忆以后，就对该事物熟悉了。

人的认知能力与人的认识过程是密切相关的，可以说认知是人的认识过程的一种产物。认识过程是主观客观化的过程，即主观反映客观，使客观表现在主观中。

比如人们对于石头的认识，首先感知石头的形状、大小、颜色，以及触摸石头硬度等。这种行为重复多次以后，会在人的脑海中形成记忆，每当看到石头，就会想起石头的各种性质。

人们通过感知觉所获得的知识经验，在刺激物停止作用之后，并没有马上消失，它还保留在人们的头脑中，并在需要时能再现出来。这种积累和保存个体经验的心理过程，就叫记忆。

人不仅能直接感知个别、具体的事物，认识事物的表面联系和关系，还能运用头脑中已有的知识和经验去间接、概括地认识事物，揭露事物的本质及其内在的联系和规律，形成对事物的概念，进行推理和判断，解决面临的各种各样的问题，这就是思维。

人们还能利用语言把自己思维活动的结果、认识活动的成果与别人进行交流，接受别人的经验，这就是语言活动。人们还具有想象的活动，这是凭借在头脑中保存的具体形象来进行的。

人的认知过程从婴儿时期伴随着人的成长逐渐丰富起来，智力慢慢发展成熟，16 岁以后智力达到成人水平，23 岁达到高峰。但是，随着人的老化，认知过程如感觉、知觉、记忆等会出现障碍，最常见的就是记忆力下降，逐渐发展恶化后就会出现思维、想象、语言等功能障碍，这就是失智的过程。

（二）老年人认知功能评估量表

1. 简易智力量表（认知能力与精神状态评估）

老年人失去记忆就可能是罹患了阿尔兹海默病，也称为失智。失智的诊断必须经过医师的智能测验及脑部 CT 检查才能确定。下面介绍一个最简单的评估量表——简易智力量表，可以对老年人的认知功能作出初步的评估。

（1）简易智力量表（MMSE）的内容和评分如下：

表 1-1-5 简易智能评估量表（MMSE）

评估项目	序号	评估项目	评分方法	得分
时间定向力	1	今年是哪一年？	（答对 1 分，答错或拒答 0 分）	
	2	现在是什么季节？	同上	
	3	现在是几月份？	同上	
	4	今天是几号？	同上	
	5	今天是星期几？	同上	

续表

评估项目	序号	评估项目	评分方法	得分
地点定向力	6	你住在哪个省？	同上	
	7	你住在哪个县（区）？	同上	
	8	你住在哪个乡（街道）	同上	
	9	现在咱们在哪？	同上	
	10	现在咱们在第几层楼？	同上	
记忆力	现在我告诉您三种东西的名称，我说完后请您重复一遍。请您记住这三种东西：树木、钟表和汽车，过一会儿我还要问您。			
	11	复述：树木	同上	
	12	复述：钟表	同上	
	13	复述：汽车	同上	
注意力和计算力	现在请您算一算，从 100 中减去 7，然 后从所得的数算下去，请您将每减一个 7 后的答案告诉我，直到我说“停”为止。			
	14	计算 100-7	答对 1 分，错为 0 分	
	15	计算 93-7	答对 1 分，错为 0 分	
	16	计算 86-7	答对 1 分，错为 0 分	
	17	计算 79-7	答对 1 分，错为 0 分	
	18	计算 72-7	答对 1 分，错为 0 分	
	如前一项计算错误，但在错误得数基础上减 7 正确者仍给相应得分			
回忆力	现在请您说出刚才我让您记住的是哪三种东西？			
	19	回忆：树木	答对 1 分，答错或拒答 0 分	
	20	回忆：钟表	同上	
	21	回忆：汽车	同上	
语言能力	22	检查者出示手表问这是什么？	同上	
	23	检查者出示钢笔问这是什么？	同上	
	24	请您跟我说“四十四只石狮子”	能正确说出 1 分，否则 0 分	
	25	检查者给受试者一张卡片，上面写着“请闭上您的眼睛”请您念一念这句话，并按上面的意思去做。	能正确说出并能做到 1 分，不正确说出，也不能做到 0 分	

续表

评估项目	序号	评估项目	评分方法	得分
语言能力	我给您一张纸，请您按我说的去做。现在开始：			
	26	用右手那拿着这张纸	正确给 1 分，错误给 0 分	
	27	用两只手将纸对折	能对折 1 分，不能为 0 分	
	28	将纸放在左腿上	放对给 1 分，否则为 0 分	
	29	请您写一个完整的句子	能正确写出 1 分，否则为 0 分	
	30	请您照着下面图案样子把它画下来：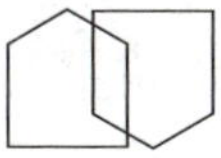	正常为 1 分，错误为 0 分	

（注：正常标准：文盲≥17 分；教育年限≤6 年，分值≥20 分；教育年限≥6 年，分值≥24 分）

（2）简易智力量表（认知能力与精神状态评估）的结果分析

表 1-1-6　简易智力量表的评分汇总表

分级	分级名称	分级标准
1	重度受损	0-9 分
2	中度受损	10-17 分
3	轻度受损	18-23 分
4	能力完好	24 分以上

（3）简易智力量表与认知症关系

①阶段一智能测验说明（MMSE：29—30）：正常。

症状说明：正常。

退化程度：成人。

②阶段二智能测验说明（MMSE：26—29）：正常老化。

症状说明：正常因年龄健忘，与年龄有关的记忆障碍。

退化程度：成人。

③阶段三智能测验说明（MMSE：21—25）：轻度神经认知功能障碍。

症状说明：从事复杂工作之能力及社会功能降低。

退化程度：年轻之成人。

④阶段四智能测验说明（MMSE：15—20）：轻度阿尔兹海默氏失智症。

症状说明：计算能力下降，无法从事复杂活动，记忆障碍。

退化程度：8 岁—青少年。

⑤阶段五智能测验说明（MMSE：6—14）：中度阿尔兹海默氏失智症。

症状说明：失去选择适当衣服及日常活动之能力，走路缓慢、容易流泪、妄想、躁动不安。

退化程度：5—7 岁。

⑥阶段六智能测验说明（MMSE：1—5）：中重度阿尔兹海默氏失智症。

症状说明：无法念 10-9-8-7……。需他人协助穿衣、洗澡及上厕所，大小便失禁。

退化程度：5—7 岁。

⑦阶段七智能测验说明（MMSE：0）：重度阿尔兹海默氏失智症。

症状说明：除叫喊外无语言能力，行为问题减少，增加压疮、肺炎及四肢挛缩的可能性。

退化程度：4 周—15 个月。

2. 工具性日常生活活动能力 IADLS

ADLS 影响自我自理能力，IADLS 则影响到生活独立自主性。

工具性日常生活活动能力是指：人们在社区中独立生活所需的关键性的较高级的技能，如家务杂事、备餐、采购、处理个人事务等，大多需借助工具进行。

（1）评估内容

①使用电话

3 分：独立使用电话、手机，能查找电话/手机号码、拨号等

2 分：仅可打熟悉的电话/手机号码

1 分：仅会接电话/手机，不会拨打电话/手机

0 分：完全不会使用电话/手机

②上街购物

3 分：独立完成所有购物

2 分：独立购买小的日常生活用品

1 分：每一次上街购物都需要有人陪

0 分：完全不会上街购物

③备餐

3 分：能独立计划、烹煮和摆设一顿适口的饭菜

2 分：如果准备好一切烹调用的配料，会做一顿适口的饭菜

1 分：会将已做好的饭菜加热

0 分：需要别人把饭菜煮好、摆好

④处理家务

3 分：能从事较繁重的家务或提供家务协助（重体力劳动，如擦地板、擦窗户）

2 分：能做较简单的家务，如洗碗、铺床、叠被

1 分：能做家务，但不能达到可被接受的整洁程度

0 分：所有的家务都需要别人协助或完全不会做家务

⑤服用药物

3 分：能在正确的时间独自服用正确剂量的药物

2 分：需要提醒或少许协助

1 分：如果别人事先准备好服用药物的独立包装，可自行服用

0 分：自己不会分配药物

通过对以上 5 个指标进行评定，将其相加得到“工具性生活自理”总分。

表 1-1-7　工具性生活自理评分汇总表

分级	分级名称	分级标准
1	重度受损	0–4 分
2	中度受损	5–9 分
3	轻度受损	10–14 分
4	能力完好	15 分

（三）老年人认知失智评估等级划分

1. 身体失能评估等级划分

根据以上“感知觉与沟通能力”和“自理和活动能力”的客观评分进行身体失能评估等级划分。（认知与精神状态评估见后面论述）

表 1-1-8　身体失能评估等级划分

能力等级	等级名称	等级标准
1	重度失能	自理和活动能力的分级为 1 级。 或自理和活动能力、感知觉与沟通、认知能力与精神状态分级均为 2 级。 或自理和活动能力的分级为 2 级，感知觉与沟通、认知能力与精神状态中至少有一项的分级为 1 级。
2	中度失能	自理和活动能力的分级为 2 级。 或自理和活动能力的分级为 3 级，感知觉与沟通、认知能力与精神状态中至少有一项的分级为 1 级。 或自理和活动能力的分级为 3 级，感知觉与沟通、认知能力与精神状态分级均为 2 级。
3	轻度失能	自理和活动能力的分级为 3 级。 或自理和活动能力的分级为 4 级，感知觉与沟通、认知能力与精神状态中至少有一项的分级为 2-3 级。
4	能力完好	自理和活动能力、感知觉与沟通、认知能力与精神状态的分级均为 4 级。

（注 1：处于昏迷状态者，直接评定为重度失能。若意识转为清醒，需重新进行评估。

注 2：认知能力与精神状态分级 1-2 级，应继续进行认知失智评估。

注 3：有以下情况之一者，在原有能力级别上提高一个级别〈下述情况不叠加〉：①具有三级综合医院或二级及以上精神专科医院有效的失智相关医学证明〈24 个月以内〉，确诊为 1 至 3 阶段的阿尔兹海默症和早期症状帕金森综合征；②近 30 天内发生过 2 次及以上意外事件，如跌倒、走失等）

2. 认知失智评估等级划分

根据以上感知觉与沟通能力评估、自理和活动能力评估以及工具性日常生活活动能力评估的客观评分进行认知障碍评估等级划分。

表 1-1-9　认知障碍评估等级划分

能力等级	等级名称	等级标准
1	重度失能	认知能力与精神状态的分级为 1 级 或认知能力与精神状态、工具性生活自理、感知觉与沟通分级均为 2 级 或认知能力与精神状态的分级为 2 级，工具性生活自理、感知觉与沟通中至少有一项的分级为 1 级

续表

能力等级	等级名称	等级标准
2	中度失能	认知能力与精神状态的分级为 2 级 或认知能力与精神状态的分级为 3 级，工具性生活自理能力、感知觉与沟通分级均为 2 级 或认知能力与精神状态的分级为 3 级，工具性生活自理、感知觉与沟通中有一项的分级为 1 级
3	轻度失能	认知能力与精神状态的分级为 3 级 或认知能力与精神状态的分级为 4 级，工具性生活自理、感知觉与沟通中至少一项的分级为 2-3 级
4	能力完好	认知能力与精神状态、工具性生活自理、感知觉与沟通的分级均为 4 级

（注 1：处于昏迷状态者，直接评定为重度失能。若意识转为清醒，需重新进行评估；

注 2：有以下情况之一者，在原有能力级别上提高一个级别〈下述情况不叠加〉：

①近 30 天内发生过 2 次及以上跌倒、噎食意外事件；

②近 30 天内发生过 1 次及以上自杀、走失意外事件；

③情绪与行为在过去一个月内，出现过该类行为 2 次及以上。

注 3：具有三级综合医院或二级及以上精神专科医院有效的 24 个月内的失智相关医学证明

①其中阿尔兹海默症可参考下列数值：

1 至 3 阶段为轻度失能；

4 至 5 阶段为中度失能；

6 至 7 阶段为重度失能。

②帕金森综合症（PD）可参考 hoehn-Yahr 分级

1 级、1.5 级、2 级为轻度失能；

2.5 级、3 级为中度失能；

4 级、5 级为重度失能。

或早期症状为轻度失能；典型症状配合自理和活动能力评估等级，评定为中度或重度失能。

备注：帕金森综合症 hoehn—Yahr 分级：

0 级：没有任何的体征，

1 级：单侧发病，但是没有什么平衡方面的问题，比如有震颤或者肢体发僵硬，

1.5 级：单侧发病的同时，有平衡方面的小问题，

2 级：双侧发病或者是发病到一定阶段之后，两侧出现症状，但平衡没有明显问题，

2.5 级：两侧同时有症状，平衡出现问题，

3 级：是指除了两侧有症状，姿势步态出现了异常，

4 级：生活质量明显影响，有很多障碍，但是能勉强地走与站立，

5 级：表现为卧床且基本没有活动能力，虽帕金森的最晚期的结果。）

（四）老年人认知功能评估的注意事项

1. 与老年人有效沟通，讲明目的。使用规范化的认知评定量表作为客观依据，以“可以确认”的第一手评估资料为事实。使老年人没有顾虑、放松回答。

2. 评估的方式为老年人亲自接受评估，当确定老年人不能单独接受评估时，可由家属或照护者代替回答。

3. 以当前评定的状态为准

要以评估当时的客观情况为基本资料，参考“最近一个月内的近况”，排除非客观因素的干扰，如老年人情绪不佳、烦躁时不要进行评估。甄别老年人、家属、照护人员有无刻意夸大或缩小老年人能力状态等倾向，以取得真实的客观资料。

4. 评估题目的标准化和设计

为使老年人能正确回答，要将评估表中标准化的问题有效地传达，设计不离题目含义但也要设计合理，让老年人能理解和回答。

5. 确保评估结果的可信度

对所评估的老年人的判定结果有不明之处或有争议时，应再度确认，可以进行复评，或纠正不良方式后再度评估，可暂停评估进程，择期复测，避免沟通不良造成的误解和偏差。特殊事宜应记入“特别记载事项”中。为取得客观资料，除了文字描述外可以在征得被测试者许可的前提下，保存影像和签字等客观资料。

三、老年人运动功能的评估方法

（一）关节活动度（ROM）的评估方法

1. 概述

（1）关节活动度的定义

关节活动度（Range Of Motion，ROM）也称关节活动范围，是关节运动时所通过的弧度或转动的角度。可分为主动关节活动度和被动关节活动度，前者主要由肌肉的主动收缩产生，后者则由外力产生，肌肉无主动收缩。

（2）关节活动受限的病理性因素

①痉挛

疼痛引发的保护性肌痉挛，上运动神经元损伤引发的肌痉挛，均可影响关节主动运动，而后会产生继发性粘连和挛缩。

②粘连

发生于关节内、关节周围软组织的粘连以及引起该关节活动的主要肌肉的粘连。

③挛缩

运动神经元损伤后会引起反射性挛缩、痉挛性挛缩或弛缓性挛缩；关节长期限制活动和卧床会造成肌肉、韧带失用性挛缩。创伤、烫伤等会形成瘢痕性挛缩。

④其他

关节内异物、关节融合和异位骨化等也会影响关节的活动范围。在不加重损伤及不引起难以忍受的疼痛的条件下，应尽早作轻柔的关节被动或主动活动，维持关节周围组织的灵活性，防止粘连的发生。

2. 关节活动度评定方法——量角器法

关节活动度评定是康复的重要工作内容之一，养老护理服务人员不仅需了解关节活动是否受限，还应能分析关节活动障碍对老年人日常生活的影响。

通常有180°量角器、360°量角器、指关节量角器和方盘量角器（图1-1-1）。180°量角器、360°量角器由固定臂和移动臂组成，两臂之间由一轴心相连。主要用于四肢关节活动度的测量。测量时，将量角器的轴心放置于代表关节旋转中心的骨性标志点上，并加以固定，固定臂与关节近端骨的长轴平行，移动臂与关节远端骨的长轴平行，读出两臂之间夹角的度数。

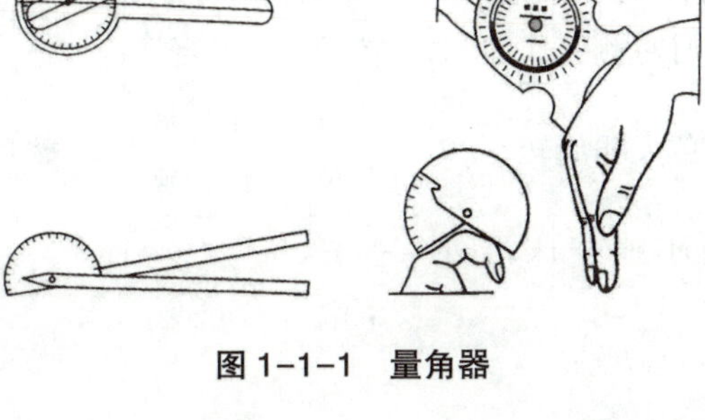

图1-1-1　量角器

为便于测量和记录，一般规定除前臂旋转检测以手掌处于矢状面时为“0”外，其余关节以肢体处于解剖位时的角度为“0°”，关节的运动均是由0°开始向180°方向增加，测量应包括主动的和被动的关节活动范围，并同时要测定左右两侧，便于进行比较和分析。

3. 关节活动度评定方法——线测法

用卷尺测量两骨或某骨点到地面之间的距离，以厘米（cm）表示，如量脊柱的前屈、后伸及侧屈，测量手指外展时，将直尺横放在相邻手指的远端，测量手外展的最大距离；测量手指屈曲时，将直尺放在测量手指与手掌之间，测量屈曲手指指尖到手掌的垂直距离。

4. 四肢主要关节 ROM 的测量方法（表 1-1-10）

表 1-1-10 四肢主要关节 ROM 的测量方法

关节	运动方式	受检者体位	量角器放置方法			
			轴心	固定臂	移动臂	正常范围
肩	屈、伸	坐或立位，臂置于体侧，肘伸直	肩峰	腋中线	与肱骨外上平行	屈 0～170° 伸 0～40°
	外展、	同上	鹰嘴	同上	同上	0～180°
	内旋、外旋	仰卧，肩外展 90°；肘屈 90°	同上	同上	尺骨茎突	0°～90°
肘	屈、伸	解剖位	肱骨外上髁	肩峰	与肱骨纵轴平行	屈曲：0～150° 伸直：0～10°
前臂	旋前、旋后	坐位，肩内收，上臂置于体侧，肘屈 90°	手掌尺侧缘	铅垂线	紧贴掌心	各 0～90°
腕	屈、伸	坐或站位，前臂完全旋前，拇掌屈	尺骨茎突	前臂纵轴	第二掌骨	屈：0～90° 伸：0～70°
	尺、桡侧屈	坐位，屈肘，前臂旋前，腕中立位	腕背侧中点	前臂纵轴	第三掌骨	桡偏 0～25° 尺偏 0～40°
髋	屈、伸	仰卧，屈曲时对侧髋过伸；伸展时对侧髋屈曲	股骨大转子	与躯干平行	股骨外髁	屈：0～130° 伸：0～10°
	内收、外展	仰卧，避免大腿旋转	髂前上棘	对侧髂前上棘	髌骨中心	内收：0～30° 外展 0～40°
	内旋、外旋	仰卧，两小腿于床沿外下垂	髌骨下端	铅垂线	胫骨前缘	外旋：0～45° 内旋：0～35°

续表

关节	运动方式	受检者体位	量角器放置方法			
			轴心	固定臂	移动臂	正常范围
膝	屈、伸	俯卧	股骨外踝	股骨大粗隆	外髁	屈：0~15° 伸：0°
踝	屈、伸	仰卧，踝处于中立位	内踝	与胫骨纵轴平行	第一跖骨头	背屈：0~30° 跖屈：0~45°
	内、外翻	俯卧，踝处于中立位	两踝后方中点	小腿纵轴	足跟中点	内翻：0~40° 外翻：0~20°

5. 关节活动障碍的分析

（1）各关节都有正常的活动范围，但关节的活动范围可因年龄、性别、职业等因素的不同而有所差异。

（2）达不到或超过正常值范围，尤其是与健侧对应关节比较而存在差别时，应考虑为异常。

（3）关节不能主动活动，但被动活动正常的老年人，常为神经麻痹或肌肉、肌腱断裂所致。

（4）关节主动活动和被动活动均部分受限者，常为关节僵硬，主要为关节内粘连、肌肉挛缩、皮肤瘢痕挛缩及关节长时间固定等所致。

（5）关节主动活动与被动活动均无法进行者，常为关节强直，说明构成关节的骨骼间已有骨性或牢固的纤维连接。

6. 关节活动度评定的注意事项

（1）向老年人解释测试的目的和方法，取得老年人的理解和合作。

（2）采取正确的测试体位和肢体位置，裸露待测关节，避免邻近关节的替代动作。

（3）轴心要找准确，先测量主动活动范围，后测量被动活动范围，并与对侧进行比较。

（4）避免在按摩、锻炼及其他康复治疗后立即进行测量。

（5）不得强行超关节活动范围测量，以免老年人受伤。

（二）肌力的评估方法

1. 概述

（1）肌力的定义

肌力是指肌肉主动收缩时产生的力量。肌力下降使人感到虚弱、无力、倦怠，肌力下降发展恶化后导致生活不能自理。

对于肌力下降的老年人来说，肌力的恢复是做好康复的第一目标。肌力康复适用于各种肌肉、骨骼和神经系统疾病康复，尤其是周围神经系统疾患引起的肌力下降、肌肉萎缩者。

（2）老年人肌力下降的原因

①人体的老化：随年龄的增大肌力将逐渐下降，下肢较上肢下降更快。

②肌源性疾病：主要是因肌营养不良、多发性肌炎等疾病所致。

③废用性肌肉萎缩：由于各种原因（如骨折、偏瘫等）限制了肌肉活动，时间一长，肌肉将发生废用性肌力下降和肌肉萎缩。在完全卧床休息的情况下，肌力每天下降 1%-3%，如卧床休息 3-5 周，肌力即会减少一半。在股四头肌、踝背伸肌处尤为明显。

2. 肌力评估的方法——徒手肌力检查

肌力评估是通过测定受试者在主动运动时单一肌肉或肌群产生的最大收缩力量，以此评价肌肉的功能状态，判断有无肌力下降。常用的有徒手肌力检查（Manual Muscle Testing，MMT）和器械检查两大类检查方法。

徒手肌力检查是不需要任何器械，检查者凭借自身的技能和判断力，参照一定的标准对受试者进行肌力测定的方法。

（1）评价方法

徒手肌力检查通常采用美国哈佛大学 Robert Lovett 教授提出来的 6 级分级法（表 1-1-11）。

检查时，根据受检肌肉或肌群的功能，让老年人处于不同的受检体位，然后嘱咐老年人分别在抗重力、减重或抗阻力的情况下做一定的动作，按照动作完成情况将肌力分为 6 级。

表 1-1-11　Lovett 6 级分级法

级别	名称	标准	相当于正常肌力的百分比（%）
0	零（Zero，O）	无可测知的肌肉收缩	0
1	微缩（Trace，T）	有轻微收缩，但不能引起关节活动	10
2	差（Poor，P）	在减重状态下能做关节全范围的运动	25
3	尚可（Fair，F）	能抗重力作关节全范围运动，但不能抗阻力	50
4	良好（Good，G）	能抗重力、抗一定阻力	75
5	正常（Normal，N）	能抗重力、抗充分阻力	100

（注：当肌力比某级稍强时，可在此级的右上角加“+”，稍差时则在右上角加“-”，以补充分级的不足，如比 3 级稍强，可以记为 3^+）

（2）特点

①方法简便，无须特殊器械，不受地点、条件所限制，且耗时少。

②以自身各肢体的重量作为肌力评价基准，能够表达出与个人体格相对应的力量，比用器械测得的绝对值更具有实用价值。

③应用面广，可对全身主要肌肉或肌群进行测试，并可适用于完全瘫痪至正常肌肉的测试及评定。

（3）注意事项

①向老年人说明检查的目的、步骤、方法和感受，消除其紧张心理，取得充分理解与合作。

②检查时，应先测试健侧同名肌，以确定施加阻力大小。

③采取正确的测试姿势，近端肢体应固定于适当体位，防止出现替代动作。

④对肌力为 3 级以上者，在肌附着段的远端部位施加阻力，注意施加的阻力应为连续性，阻力的方向与肌肉用力方向相反。

⑤对肌力 3 级以下不能抗重力者，应将被测肢体置于减重体位，如在被测肢体下垫以滑板，或用悬吊带将测试部位吊起悬空，以减少肢体活动时的阻力。

⑥被测肌肉如伴有疼痛、肿胀、痉挛或挛缩时，应做标记。

⑦中枢神经系统疾病所致的痉挛性瘫痪不宜做徒手肌力检查。

⑧肌力检查的先后顺序应事先排定，尽可能在同一位置完成所需要

的检查，以避免老年人因不断变换体位而造成疲倦，影响测试结果的准确性。

3. 肌力评估的方法——借助器械的肌力检查

当肌力超过 3 级时，为了进一步作较准确细致的定量评定，可用专门的器械对肌力进行测试。

常用的器械有握力计、捏力计、拉力计及等速肌力测试仪。

（1）握力评估

用握力计（图 1-1-2）测试。

测试时上肢放在体侧，适当屈肘，前臂和腕部呈中立位，调整好握力计，测试 2-3 次，取最大值。握力大小用握力指数表示。握力指数=握力/体重×100，大于 50 为正常。

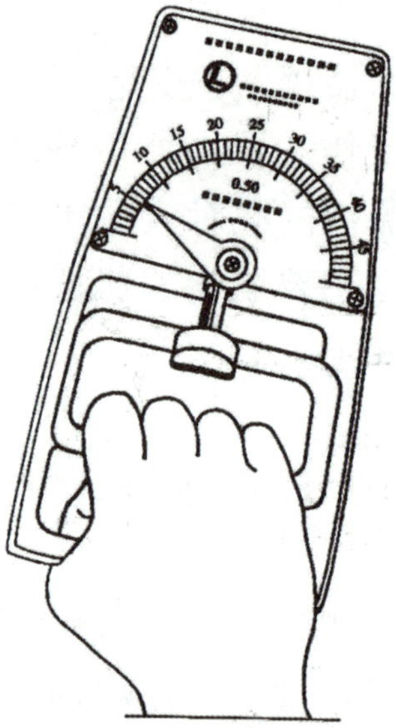

图 1-1-2　握力计

（2）捏力评估

用捏力计（图 1-1-3）测试。

测试拇指与其他 4 个手指间的捏力的大小。可测得指尖捏力、指侧捏力、三指捏力。

（3）背部肌力评估

用拉力计测试，以拉力指数表示。拉力指数=拉力/体重×100，正常值为男性 150-200，女性 100-150。

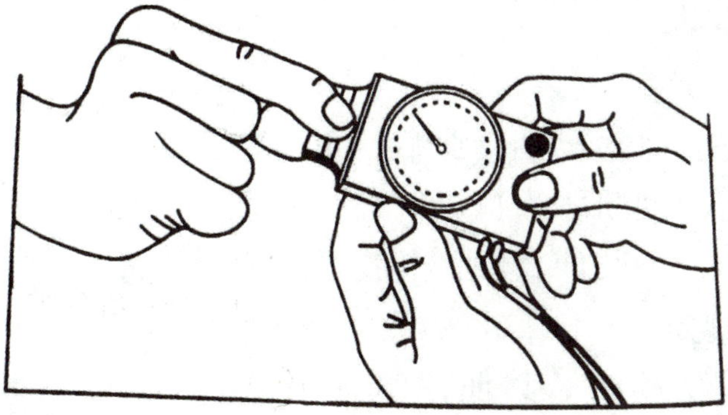

图 1-1-3　捏力计

（4）四肢肌力

用手提测力计（即两端有手柄的测力计）测试。

测力计的一端固定，被测试者的肢体在规范化姿势下通过钢丝绳及滑轮牵拉测力计的另一端。可测试四肢各组肌群的肌力。

（三）肌张力的评估方法

1. 概述

（1）肌张力的定义

肌张力是肌细胞相互牵引产生的力量。肌肉静止松弛状态下的紧张度称为肌张力。肌张力是维持身体各种姿势以及正常运动的基础，并表现为多种形式。

（2）人体维持正常肌张力的作用

肌张力就是肌肉的力量或者是持续收缩的力量。如果突然有人往外拉一下你的手臂，你的手臂就会不自主地往回缩，同时躯干也会用力向相反方向倾斜。这就是肌张力，是我们保护自身的一种反射机制，同时也有利于保持我们的姿势和平衡。如果没有肌张力，人体就会软烂如泥。

肌张力是在安静状态下，肌肉为开始运动做准备，反射性地维持着的紧张状态。从临床角度来说，肌张力是在他动的牵拉肌肉时所感觉到的抵抗，以及触摸时所感觉到的硬度。这种抵抗的大小就是检查肌张力大小的客观指标。实际上，肌张力是有前提的，这个前提就是需要有外力，这个外力可以是推力，也可以是拉力，还可以是重力。肌张力可以理解成内抵抗运动。

(3) 肌张力异常

肌张力下降：瘫痪早期、肌病、重症肌无力、末梢神经病、神经根炎或小脑损害等出现肌张力减低。瘫痪晚期，锥体系疾病等导致肌张力增强，四肢强直，下肢伸直位，上肢屈曲头向后背。

2. 肌张力评定

主要依靠手法检查。其他评定方法包括：摆动试验、屈曲维持试验、电生理技术、测力计技术和肌电图分析等。

手法检查方法：在老年人肌肉松弛时，检查者的双手握住老年人肢体，用不同的速度和幅度反复做被动的伸屈和旋转运动，感到的轻度阻力就是这一肢体有关肌肉的张力。以同样方法进行各个肢体及关节的被动运动，并作两侧对比。此外，用手触摸肌肉，从其硬度中亦可测知肌张力。

根据关节进行被动运动时所感受的阻力来进行分级评估的方法。常用的评估方法有神经科分级和改良 Ashworth 分级（表 1-1-12）。

表 1-1-12　改良 Ashworth 量表

分级	评估标准
0	肌张力不增加，被动活动患侧肢体在整个范围内均无阻力
Ⅰ	肌张力稍增加，被动活动患侧肢体到终末端有轻微的阻力
Ⅰ$^+$	肌张力稍增加，被动活动患侧肢体在前 1/2ROM 中有轻微的“卡住”感觉
Ⅱ	肌张力中度增加，被动活动患侧肢体在大部分 ROM 内均有阻力，但仍可以活动
Ⅲ	肌张力重度增加，被动活动患侧肢体在整个 ROM 内均有阻力，活动比较困难
Ⅳ	肌张力重度增加，患侧肢体僵硬，阻力很大，被动活动十分困难

（四）平衡功能的评估方法

1. 概述

(1) 平衡功能的定义

平衡功能就是指人体在日常活动中维持自身稳定性的能力，是人体保持姿势，完成日常生活，尤其是步行及其他复杂运动的基础。

维持正常的平衡能力需要良好的肌力、肌张力、关节灵活性、视觉、躯体感觉，特别是本体感觉、前庭功能以及中枢神经系统的整合功能。

（2）人体平衡功能的三种状态

①静态平衡

是指人体在无外力作用下维持某种固定姿势的过程。也称为Ⅰ级平衡。如保持坐位坐稳，不倒下的平衡状态。

②自动态平衡

是指人体在无外力作用下从一种姿势调整到另外一种姿势的过程。也称为Ⅱ级平衡。如从坐位顺利站起来，并站稳。

③他动态平衡

他动态平衡是指人体在外力推动作用下调整姿势的过程，也称为Ⅲ级平衡。如被别人推了一下，能够马上调整重心站稳，或者被门槛绊了一下，能调整姿态站稳，不至于跌倒。

（3）平衡功能的影响因素

①支持面的大小和质地

支持面越大越稳定，质地越硬越稳定，支持面越多越稳定。例如卧位、坐位较立位更稳定，双足站立较单足站立更稳定，有靠背、助行器、拐杖等支持时更稳定，水泥地、木地板等硬质地面上较稳定，而草地、沙地等支持面不稳定，老年人在上面走路时很容易跌倒。

②身体重心

重心越高越不稳定。人体体位的稳定性从大到小依次为：仰卧位、俯卧手肘支撑位、侧卧位、坐位、跪坐位、半跪位、扶平衡杠站、独立站、单腿站等。

③身体状态

静态姿势较动态姿势稳定，睁眼较闭眼稳定，无干扰较有干扰稳定。

④其他因素

镇静药、抗焦虑抑郁药、抗心律失常药、降血压药物、降血糖药物、利尿药、血管扩张剂、泻药等药物均有使人眩晕、易跌倒的不良反应。

2. 平衡功能评定——观察法

平衡功能评定是通过一系列方法，了解被评定对象是否存在平衡功能障碍，找出引起平衡障碍的环节，确定康复计划和实施细则，预测老年人可能发生跌倒的危险性。包括主观评定和客观评定两个方面。主观评定以观察和量表为主，客观评定主要通过平衡测试仪评定。

观察法虽然过于粗略和主观，缺乏量化，但由于其应用简便，可以对具有平衡功能障碍的老年人进行粗略的筛选，具有一定的敏感性和判断价值，在临床上广为应用。

评估方法包括：询问最近 3 个月有没有跌倒史，并实地做好移位观察。主要观察老年人在坐位、站立和行走等各种日常生活活动中调整姿势和维持姿势稳定性的能力。评估的老年人如果卧床，观察老年人的坐姿平衡，即能否顺利坐在床缘。评估的老年人如果坐着，但是脚的肌力尚可的话，可以请老年人站起来，测试站姿平衡。

观察内容包括以下内容：

（1）坐位平衡的测定

①静态平衡能力：观察在静止状态下能否保持平衡，是否需要依靠床椅靠背。睁眼、闭眼坐位时间差异，手足的摆放位置对平衡的影响。

②动态平衡能力：观察躯体前后、左右、旋转活动的幅度，受到外力推拉时头、脊柱的调整反应，有无因失去平衡而跌倒。以及失去平衡时的上肢保护性伸展反应等。

③坐姿/平衡状态测定

正常：不靠扶持能坐着达 30 秒以上

较差：不靠扶持能坐着 10 秒至 30 秒

极差：不靠扶持能坐着少于 10 秒

（2）站立平衡的测定

①静态平衡能力：观察双足或单足站立的能力，是否需要依靠墙面或扶持，睁、闭眼站立时间差异。

②动态平衡能力：观察站立位躯体前后左右移动或旋转的幅度，受到外力推拉时头、脊柱的调整反应，以及失去平衡时是否存在跨步反应等。

③站姿/平衡状态测定

正常：不扶持能站立达30秒以上

较差：不扶持能站立10秒至30秒

极差：不扶持能站立少于10秒

（3）步态/平衡的测定

正常：步态/平衡正常

较差：行走时平衡有问题

差：当走过门廊或障碍物时步态改变、转弯时肌肉痉挛或不稳

极差：需要辅助器具走路（拐杖、轮椅等）

（4）跌倒史的评估

正常：过去3个月中无跌倒史

较差：过去3个月中跌倒1–2次

极差：过去3个月中跌倒3次以上

（5）其他体位平衡测定

除坐姿和站姿的平衡能力测定外，还可以测定其他体位的平衡能力，如：

①侧卧位的平衡保持能力，要注意观察肢体的摆放位置；

②坐、站立时伸手够物、移动物体的平衡；

③在不同条件下行走情况，如观察足跟行走、足尖行走、走直线、倒退走、走圆圈、绕过障碍物行走时的平衡能力等。

3. 平衡功能评估方法——量表法

（1）Beg平衡量表（Berg Balance Scale）

可以评定被测试对象在静态和动态状态下的平衡功能，也可以用来预测正常情况下摔倒的可能性。量表有14个项目，需要20分钟完成。满分56分，低于40分表明有摔倒的危险性。

（2）Tinnetti量表（Performance Oriented Assessment of Mobility）

可以评定被测试对象在静态和动态状态下的平衡功能，也可以用来预测正常情况下摔倒的可能性。量表分为平衡（10项）和步态（8项）两个部分，不到15分钟即可完成，满分44分，低于24分提示有摔倒的危险性。

（3）“从站起到行走”计时测试

“站起到行走”计时测试主要评定被测试者从座椅站起，向前走3

米，折返回来的时间以及在行走中的动态平衡。

(4) 平衡功能评估方法—平衡测试仪评定法

平衡测试仪主要通过对姿势图中摇摆轨迹、摆幅、摆速及功率谱的分析，深入地了解各种情况下的平衡和姿势控制情况。平衡测试仪不仅可以定量评定平衡功能，还可以明确平衡功能损害的程度和类型，有助于制定康复治疗措施，评价康复治疗效果，因此临床应用将越来越广泛。

(五) 老年人运动功能评估的注意事项

第一，提供适宜的环境：为老年人进行运动功能评估时，应注意调节室内温度至22℃～24℃为宜。空气清新，体感舒适。

第二，地点应选择在宽敞的区域，地面平整，光线充足，又要避免对老年人的直接光线照射。

第三，环境要尽可能安静、无干扰，避开噪声和身边无关人员的干扰。注意保护老年人的隐私。

第四，时间安排应避开进餐、排泄、午睡等时段，评估的时间要宽裕。

第五，可根据老年人的具体情况，分次进行健康评估，这样既可以避免老年人疲惫，又能获得详尽的测量，得到更加客观的结果。

第六，选择得当的方法。对老年人进行躯体评估时，选择合适的体位，重点检查。有些老年人部分触觉功能消失，需要较强的外力刺激才能引发，应注意人性化操作，不要让老年人机体组织受伤。

第七，运用沟通的技巧：护理人员应采用关心、体贴的语气提出问题，语速减慢，语音清晰，选用通俗易懂的语言，注意适时停顿和重复。适当运用耐心倾听、触摸、拉近空间距离等技巧，观察非语言性信息，必要时可在康复护理过程中注意老年人的跌倒风险，指导老年人调整身体姿势和平衡，针对平衡功能不同的老年人进行有针对性的安全宣教。

四、言语障碍的评估

脑卒中老年人常发生言语障碍，发病率高达40%－50%。言语障碍包括失语症和构音障碍。

失语症是指正常获得语言能力后，由于大脑半球的语言区损伤所致，表现为听、说、读、写能力障碍。

构音障碍是由于脑损害引起构音器官的肌力减退、协调不良或肌张力改变所致，表现为发音不清、音量小等。

（一）言语功能评定方法

主要是通过观察、交流、量表测定以及仪器检查等方法，了解被评定者有无言语功能障碍，判断其性质、类型及程度，是否需要进行言语治疗以及采取何种方法治疗。

1. 翻译版失语检查法

波士顿诊断性失语检查（BDAE）：国际上使用较多，国内有多个地区的汉语翻译版。

西方失语成套测验：较 BDAE 精减，也有多个地区的汉语翻译版，使用较广泛。

中国康复研究中心失语症检查：参照日本标准失语症检查（SLTA）编译。

2. 国内设计的失语检查法：以国外失语症检查法为基础，结合国情并考虑汉语文化、语言特点及方言等。主要是：汉语失语症检查表 abc 法和中国康复研究中心汉语标准失语症检查表等。

五、吞咽功能的评估

吞咽功能障碍是指各种原因所致食物不能由口腔到胃的过程，主要表现为一口食物分几次才能咽下，或吞咽时引起咳嗽，或是咽喉部有异物感，进食困难，呛咳和发音不清楚等。

吞咽障碍不仅影响摄食及营养吸收，还可导致食物误吸入气管引发吸入性肺炎，严重者危及生命，因此对于有吞咽困难的老年人，应严密观察，给予相应的照护。

吞咽的过程按照食物停留的部位一般分为 3 个阶段，即：口腔期、咽部期和食管期。吞吸气的终末相或呼气的初期相完成，吞咽的瞬间呼吸停止，吞咽完成后为呼气相，呼吸恢复正常。

喉头举、气道关闭和食管开放三者协调发生，才能完成正常的吞咽动作。除口、咽、食管疾患以外，临床上吞咽功能障碍常见于脑部病损引起，如脑卒中急性期30%-40%者可以见到吞咽功能障碍，随着疾病的自然恢复，老年人的吞咽功能障碍会逐渐缓解。不能自行缓解者，必须进行专门的康复训练。

如果老年人吞咽障碍筛选结果为异常，就需请言语治疗师进行全面的吞咽评估。

（一）一般评定

（1）全身状态：注意有无发热、脱水、低营养、呼吸状态、体力、疾病稳定性等方面问题，确认老年人是否适合摄食。

（2）意识水平：确认老年人意识水平是否正常，能否清醒进食。

（3）高级脑功能：观察语言功能、认知、行为、注意力、记忆力、情感及智力水平有无异常。

（4）口腔功能：观察口部开合，口唇闭锁，舌部运动。有无流涎、吞咽反射、呕吐反射、牙齿及口腔内卫生状况、构音和发声等。

（二）床边吞咽能力评定

作为筛查手段，判断老年人是否可以经口腔进食，或是否需要进行摄食、吞咽功能康复训练。

1. 空吞咽试验

也称反复唾液吞咽试验（Repetitive Saliva Swallowing Test，RSST）。具体操作如下：

（1）老年人坐位或半卧位，放松。

（2）检查者将手指放在老年人的喉结及舌骨处，确认喉结和舌骨随吞咽运动，越过手指向前上方移动，其下降时刻即为吞咽完成的时刻。

（3）观察30秒，确认吞咽次数为观察值。当老年人口腔干燥无法吞咽时，可在舌面上滴约1毫升水。高龄老年人在30秒内吞咽3次即可。

2. 颈部听诊法

在听诊前尽可能让老年人咳出口腔内或咽喉内的唾液或痰。根据老年人的吞咽能力，吞咽1-5毫升的水，把听诊器放于颈部，听取吞咽音。吞咽后，让老年人呼气，听取呼气音。根据听取音的性质以及呼气音与吞咽音之间的关系进行结果判定。

3. 洼田饮水试验

嘱老年人取坐位，让其喝一小匙水，一般从少量开始，例如从0.5毫升或1毫升开始，然后逐渐增加到3毫升、5毫升，5毫升的量连续给予3次，观察吞咽的启动和完成情况，是否出现咳嗽、音质改变等。如无障碍，将30毫升温水一口咽下，记录饮水时间、有无呛咳等（表1-1-13）。

表1-1-13 洼田饮水试验记录表

分值	表现	结果判断
1分	5秒内可1口喝完，无噎呛	正常
2分	可1口喝完，但超过5秒，或分2次以上喝完，无噎呛	可疑
3分	能1次喝完，但有噎呛	异常
4分	2次以上喝完，且有噎呛	异常
5分	常常呛住，难以全部喝完	异常

如果饮水试验没有出现异常征象，可进一步试验糊状食物，从少量开始，逐渐增加。如果糊状食物的吞咽没有异常征象，可进一步试验固体食物，观察咀嚼过程、口腔控制能力、吞咽过程中是否出现异常征象，是否存在提示误咽的风险。

第二节 老年人功能促进康复训练

我国65岁老年人认知功能障碍的发病率达到了5%，认知功能障碍老年人日常生活活动能力训练的需求随之提高，通过功能促进训练可以提升日常生活活动能力，使认知障碍老年人对生活有更好的适应能力，增进健康，延缓衰老，同时可以减轻照护难度与照护风险。通过言语功能障碍训练，促进老年人沟通能力，更易明确照护需求。

一、认知功能障碍老年人的日常生活能力训练

（一）认知障碍老年人日常生活能力的特点

1. 认知障碍概述

认知包括感觉、知觉、注意、记忆、思维、想象、计算和理解判断等方面。

认知障碍是指上述几项认知功能中的一项或多项受损，并影响个体的日常或社会能力。是心理障碍之一。

老年人最常见的认知障碍就是阿尔兹海默病（AD），是德国神经病理学家 Alois Alzheimer 于 1907 年首先描述并命名，这是一种常见的神经系统的变性疾病，其发病率随着年龄的增长而升高，其病因和发病机制至今尚未明确。

该病起病缓慢或隐匿，老年人及家人常说不清何时起病。多见于 70 岁以上（男性平均 73 岁，女性为 75 岁）老年人，少数老年人在躯体疾病、骨折或精神受到刺激后症状迅速明朗化。女性较男性多（女性与男性的比例为 3∶1）。

阿尔兹海默病表现为：①记忆障碍；②对时间和地点的定向力逐渐丧失；③计算能力障碍；④理解力和判断力下降；⑥语言障碍；⑦思维情感障碍；⑧个性和人格改变；⑨行为障碍等。

2. 认知障碍老年人日常生活能力特点

阿尔兹海默病主要表现为认知功能下降、精神症状和行为障碍、日常生活能力的逐渐下降。患有阿尔茨海默病的老年人认知障碍的发展是呈现进行性的，而且大多数情况下是不可逆的。根据认知能力和身体机能的恶化程度分成三个时期（图 1-2-1）。

第一阶段（1~3 年），为轻度认知障碍。表现为记忆减退，对近事遗忘突出，判断能力下降，老年人不能对事件进行分析、思考、判断，难以处理复杂的问题。工作或家务劳动漫不经心，不能独立进行购物和经济事务等，社交困难；尽管仍能做些已熟悉的日常工作，但对新的事物却表现出茫然难解，情感淡漠，偶尔激惹，常有多疑；出现时间定向障碍，对所处的场所和人物能做出定向，对所处地理位置定向困难，复

杂结构的视空间（由视觉认识物体在空间内的各种特性）能力差；言语词汇少，命名困难。

第二阶段（2~10 年），为中度认知障碍。表现为远近记忆严重受损，简单结构的视空间能力下降，时间、地点定向障碍；在处理问题、辨别事物的相似点和差异点方面有严重损害；不能独立进行室外活动，在穿衣、个人卫生以及保持个人仪表方面需要帮助；不能计算；出现各种神经症状，可见失语、失用和失认；情感由淡漠变为急躁不安，常走动不停，可见尿失禁。

第三阶段（8~12 年），为重度认知障碍。老年人已经基本上依赖养老护理技师，严重记忆力丧失，仅存片段的记忆；日常生活趋于不能自理，大小便失禁，呈现缄默、肢体僵直，查体可见锥体束征阳性，有强握、摸索和吸吮等原始反射。最终昏迷，一般死于感染等并发症。

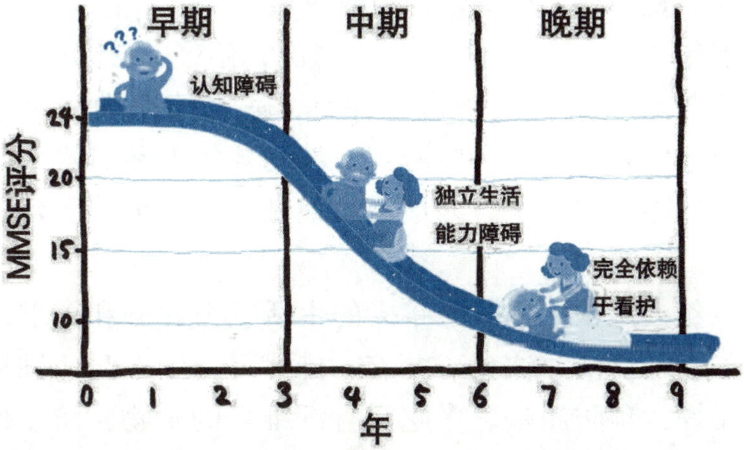

图 1-2-1　阿尔茨海默病（AD）病情发展示意图

3. 认知障碍老年人日常生活能力训练的原则、要点和目标

（1）认知障碍老年人的日常生活能力训练的原则

①要充分评估老年人日常生活能力水平，根据其得分和需求，制订相应的照护计划；

②关注认知障碍老年人潜能，提供适当的照护的量和度，最大限度地发挥他的现存能力；

③评估安全风险与隐患，如训练场地宽敞，地面防滑，老年人训练时穿的服装舒适、易活动。训练中防止跌倒、走失、噎食等事故发生；

④具有社会康复和家庭康复的理念，注重认知康复和日常生活活动相结合，可利用日常家庭用品做训练，不断提高老年人的自理能力，延缓认知障碍的进展；

⑤关注老年人心理状态，训练中提供必要的心理支持；

⑥养老护理技师要有耐心，等待老年人反应的时间，让他按自己的速度来；

⑦训练中及时反馈，对老年人的进步及时给予赞扬和鼓励，失败或做错时不要责备他。

（2）不同时期认知障碍老年人的照护要点

①轻度老年人照护。评估老年人情况，给予适当护理量，注意老年人的饮食、营养，鼓励自立完成日常的清洁卫生。督促老年人参加社会活动，多接触周围环境，注意安全，防止跌倒、走失、噎食、烫伤等意外事故。做好康复训练，延缓认知障碍进展。

②中度老年人照护。评估老年人情况，给予适当护理量，鼓励自立；让老年人按自己的速度来做一件事，适当的鼓励和安慰，不要训斥、批评。与老年人一起做一些游戏，鼓励老年人参与娱乐活动和体育运动，严防意外事故的发生。因地制宜地做好康复训练，延缓认知障碍进展。

③重度老年人照护。根据老年人的生活能力评分和需求做好日常生活的照护，如个人清洁、饮食、穿衣、排泄等，勤翻身，勤擦洗，保持皮肤的清洁干燥，预防压疮。多吃富含纤维素的事物，防止便秘。帮助老年人主动活动和被动活动，做好肢体康复训练。

（3）认知障碍老年人日常生活能力训练的目标

①最大限度地发挥认知障碍老年人现存能力，提升老年人的日常生活的独立性；

②提升认知能力，包括感知觉、注意、判断、记忆、思维、想象等；

③维持活动能力，刺激活动反应；

④维持言语能力，刺激言语反应；

⑤让老年人有自我表现的机会，增强自信心；

⑥加强对身边环境的意识，融入社会，提高生活满意度；

⑦提供愉快的，有意义的经历，增强社会交往；

⑧提供必要的日常生活起居照护，达到安全、清洁、舒适；

⑨根据老年人心理状态，提供相应的心理支持和帮助；

⑩记录老年人情况和变化，定期重新评估老年人情况并做出相应改进。

（二）认知障碍老年人日常生活能力的训练方法

如上所述，患有阿尔兹海默病的老年人有不同程度的认知障碍，其发展是呈现进行性的，从轻度发展到重度的过程时间有长有短，大多数情况下是不可逆的，我们只能努力将认知障碍的进度无限地延长，阻止认知障碍的进展成为很多康复工作者乃至老年人本人和家属的目标和愿望。

在日常生活训练中要牢记以下康复的理念：①“认知障碍”并不代表“失能”，要给予老年人恰当的照护；②要善于评估，评估哪些是老年人自己能够做的，哪些是需要我们协助做的，哪些是我们为他做的；③让老年人自己的事情自己做，不可“包办代替”；④要牢记“用进废退”的原则，运动功能和认知功能方面，用了就会进步和保持，不用就会因为废用性而退步或消失；⑤“放手不放眼”，“放手”是说放手让老人自己的事情自己做，“不放眼”是说养老护理技师要从侧面观察，防止老年人发生跌倒、烫伤等安全问题。

1. 认知障碍老年人进食的训练

（1）认知障碍老年人的进食问题

①没有饱的概念，过量进食；

②忘记进食，导致进食减少；

③忘记已经进食，不断索要食物；

④有异食表现，即进食不能当作食物的东西，如咬物品上的油漆、灰泥、带子、头发、衣服等。

⑤中、重度认知障碍的老年人日常生活行为能力丧失，不能独立进食。

（2）认知障碍老年人进食的训练方法

①一日三餐要尽量让老年人自己进食。要激发认知障碍老年人自己进食的兴趣，使老年人意识到进食是一种愉悦的过程，刺激大脑皮层兴

奋，产生对进食过程的兴趣，延缓认知障碍的进展。

②如果身体情况允许，应尽量离床，到餐桌或食堂和大家一起进餐，使寝食分离，让老年人与家人、朋友共同进餐。

③创造舒适的进餐环境，让认知障碍老年人参与布置餐桌、摆放碗筷。饭前调节好心情，增加老年人进食的乐趣。

④让老年人选择自己喜爱的菜谱。为了让认知障碍老年人了解饭菜的口味，可以介绍食物的种类、烹调方法和味道等（图 1-2-2）。

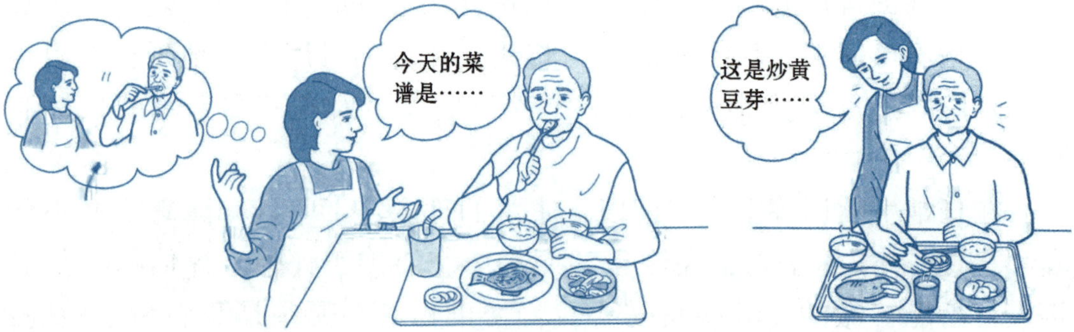

图 1-2-2　介绍食物的种类、烹调方法和味道

⑤即使老年人行动不便也应鼓励使用为认知障碍老年人改良特制的餐具自己用餐。虽然可能将食物洒落，但老年人能够从就餐中得到乐趣，增强自立性。对于关节活动受限、手指不灵活的老年人，可将餐具进行合理改造。如碗底加宽，装上防滑橡皮垫；匙柄加长、加宽；用带有单耳“耳环”的杯子等（图 1-2-3）。

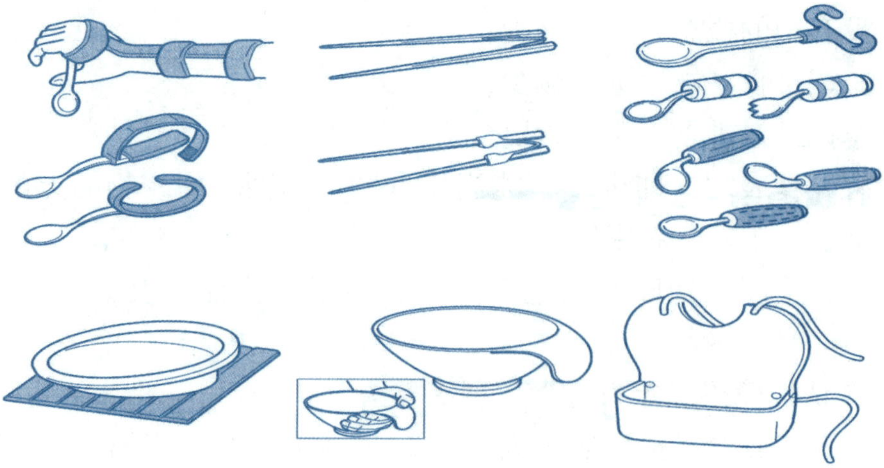

图 1-2-3　为认知障碍老年人改良特制的餐具

⑥训练老年人的日常进食动作：取坐位，尽量让老年人自己进食，养老护理技师在一旁给予适量协助，逐步训练老年人自己进食。提醒老年人用餐时每次放入口中的食物不要过多，并且应注意咀嚼，以免发生噎食（图1-2-4）。

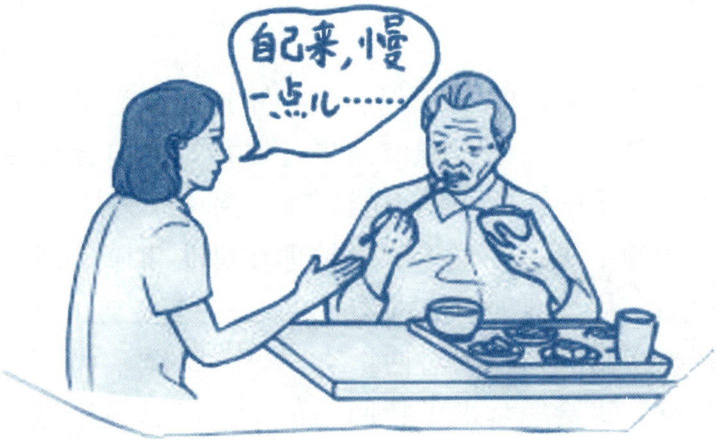

图1-2-4 鼓励认知障碍老年人自己进食

（3）案例分析

案例 ：张力奶奶，80岁，是一位中度认知障碍老年人，远近记忆力障碍，定向力障碍，容易走失，不能独立进行室外活动，在个人卫生清洁方面需要帮助，其他如进食、排泄等方面均能够自理。养老院今天的午餐是鸡蛋西红柿面，养老护理技师小可陪奶奶来到餐厅，带领她到取餐口后，协助奶奶取了一小碗鸡蛋西红柿面和一些喜欢吃的小菜，接下来，是养老护理技师小可和奶奶的对话：

小可：奶奶，今天的午餐是鸡蛋西红柿面。您看这是拌黄豆芽的小菜。

奶奶：看起来很好吃呀！

小可：我问您，今天为什么吃鸡蛋西红柿面呀？

奶奶：不知道哦。

小可：因为今天是夏至，按咱们的习俗，夏至的日子吃什么呢？

奶奶：我记得端午节吃粽子，夏至吃……

小可：常言说“冬至饺子夏至面”。

奶奶：对，我想起来了，夏至这一天是吃面。

小可：是的，咱们厨房特地采购了小汤山果品基地的西红柿，为咱们做的鸡蛋西红柿面！来，给您筷子，您自己用筷子吃，可要多吃一点儿啊！

分析：评估张奶奶情况，在进食中给予她恰当的照护，激发老年人大脑对食物的感知觉、注意、回忆等认知能力，达到认知训练和康复的目的。

案例二：李涛爷爷，89 岁，是一位中重度认知障碍老年人，表现为时间、地点定向障碍，失语，能借助步行器行走，自己使用餐具进食有困难，进食中偶发呛咳，大小便尚能自理，偶见尿失禁。

养老院今天的午餐是馄饨，养老护理技师小琪陪爷爷来到餐厅，带领他到取餐口后，协助他取了一碗馄饨和一些喜欢吃的小菜，接下来，是养老护理技师小琪和爷爷的对话：

小琪：爷爷，我给您拿来了特制的勺子，您已经用过几次了，还习惯吧？

爷爷：还行吧。

小琪：我看食物冷热正合适，您用这个特制的勺子，自己吃，小口吃，别呛着。您看，这小菜是拌茄泥，这个是豆制品。

小琪在旁边看护爷爷进餐，过了 15 分钟左右，饭菜还剩下不少。

小琪：爷爷，饭菜快凉了，我来帮您，喂您几口吧？

爷爷：我自己能吃。

小琪：那太好了，爷爷您真棒，为您点个赞！

分析：评估老年人情况，在进食中给予适当的照护，用特制的餐具，尽量鼓励老年人自己进餐，介绍饭菜种类，激发对饭菜认知过程。进餐中观察情况，保证安全，并及时给予肯定和表扬，达到提高认知能力和日常生活能力训练的目的。

2. 认知障碍老年人穿脱衣服的训练

（1）认知障碍老年人常见的穿衣问题

①不会根据季节和天气选择衣服；

②不会处理清洁衣服和污染衣服；

③不会分类放置和选择外出衣服和睡衣、内衣；

④完成穿脱衣过程有障碍，如衣衫不整，系错扣子，不会独立穿

鞋、系鞋带等；

⑤中、重度认知障碍的老年人日常生活行为丧失，不会独立完成穿衣过程。

（2）认知障碍老年人穿脱衣服的训练方法

①评估老年人自理程度，提供适当帮助，即使花费很多时间，也应让老年人在力所能及的范围内自己换衣服，老年人做不到的地方应给予协助；

②了解老年人平时穿衣风格，让老年人自己选择喜爱的衣服，提高认知障碍老年人的识别能力；

③衣服面料以纯棉类为宜，穿着舒适、保暖、实用。样式要简单，容易穿脱，便于活动；

④根据场合帮老年人选择衣物，如老年人运动时，可以穿运动款式的衣服和鞋。如有天气变化，需要增减衣服时，养老护理技师应及时提示老年人；

⑤对于穿衣有一定困难的老年人，协助老年人将衣物按照次序叠放，外衣放在最下面，内衣放在上面，穿衣过程中给予老年人明确的口头指导；

⑥如果老年人拒绝更换衣裤，养老护理技师不要急于求成，在旁耐心疏导；

⑦能自己坐在床上或者下床活动的老年人，让他们意识到睡觉和起床的区别，白天要将睡衣换成便服；

⑧对于生活不能自理的老年人，养老护理技师应帮助老年人更衣，脱衣时“先健后患”、穿衣时“先患后健”。老年人取得成功时应及时给予鼓励；失败时应给予开导和安慰。

⑨训练认知障碍的老年人更换开襟上衣（图 1-2-5）；

⑩训练认知障碍的老年人更换裤子（图 1-2-6）

（3）案例分析

案例：刘爷爷，81 岁，轻度认知障碍老年人，记忆力减弱，不爱说话，对周围事物反应淡漠。一年前因脑血管意外导致右侧肢体活动受限，在个人卫生清洁方面需要帮助，穿脱衣在养老护理技师指导和帮助下能够完成。中午，养老护理技师小林要指导刘爷爷穿脱开襟衣服。

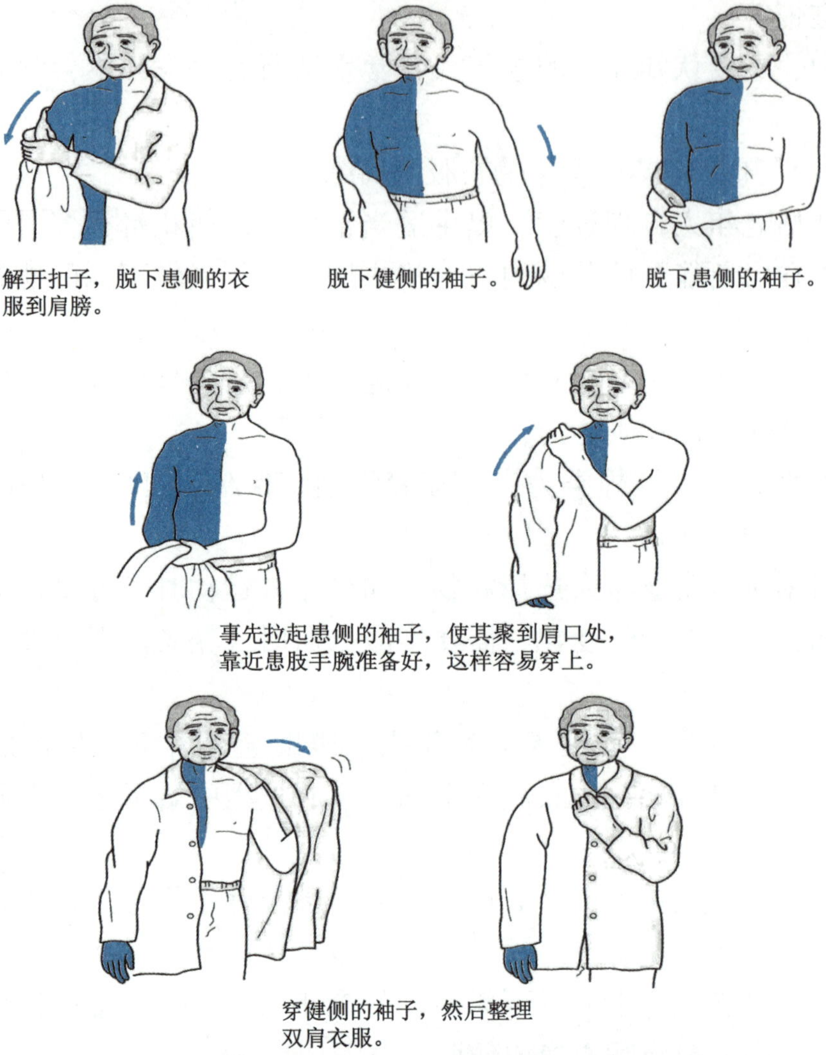

图 1-2-5　右侧上肢功能障碍的老年人自主穿、脱开襟上衣的训练

小林：爷爷，一会儿您女儿要来看您，我帮您换上上次女儿送来的新衣服怎么样？让您女儿看见也高兴高兴。

爷爷：好。

小林：还是您自己来换，我来帮您，一会儿您女儿来了，您就说是自己换上的，怎么样？

爷爷：那好吧。

小林：先解开扣子，好，先脱左边（健侧）再脱右边（患侧），不过，您要先把右侧（患侧）的衣服滑脱到肩膀，这样才能顺利地把上衣脱下来。健侧脱下来了，再脱下患侧的袖子。爷爷您真棒！

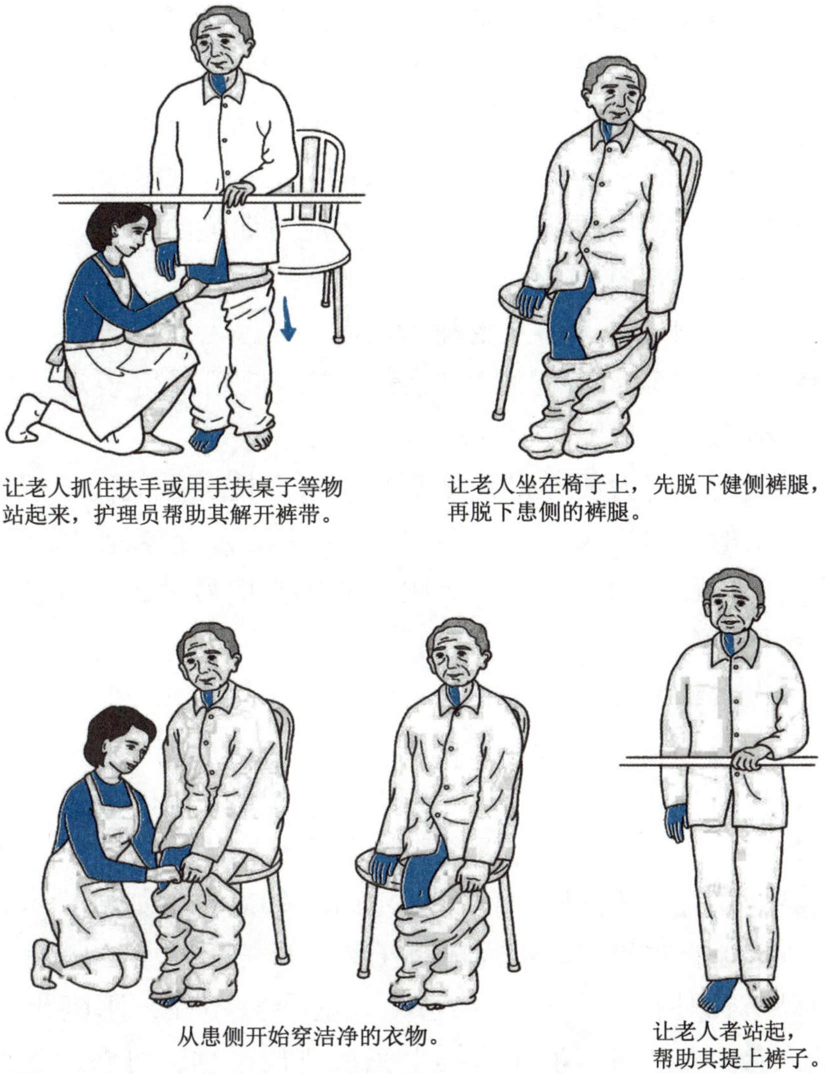

图 1-2-6　右侧肢体障碍的老年人脱、穿裤子训练

小林：换上这件新衣服吧，穿衣时，先穿右侧（患侧）再穿右侧（健侧）。事先拉起左侧的袖子，聚到肩口处，靠近手腕准备好，这样容易穿上。好的，把左侧（患侧）衣袖一直穿到肩部，然后，您穿右侧的袖子。

小林：我来帮您系扣子吧。

爷爷：我自己来吧。

小林，爷爷您真棒！我帮您整理一下衣服，照镜子看看。

小林：真不错，爷爷您穿这件衣服真好看！

爷爷：嗯，好看。

分析：评估刘爷爷情况，在穿脱衣服过程中给予他恰当的照护，促进他现有的残存的生活能力，找出刘爷爷的兴趣点，让爷爷自己挑选喜欢的衣服，激发其对衣服的认知能力，让老年人在自己能完成的范围内自己完成，老年人做不到的地方给予协助。更换衣服的过程中，不断给予积极的肯定，达到提高认知能力及生活能力训练的目的。

3. 认知障碍老年人排泄训练

（1）认知障碍老年人常见的排泄问题

①因定向力障碍，忘记厕所位置，或忘记用语言表达上厕所的意愿，不能及时上厕所排泄，而导致“尿裤子”。

②玩弄便溺，将大便弄得到处都是。很多情况是他们不想让亲人发现自己便失禁的“丑事”，为了掩饰失败，决定自行善后的无意动作。

③重度认知障碍的老年人，上厕所的感觉信号消失，有在床边或墙角随地大小便情况。

④有尿失禁或大便失禁的情况发生，严重者出现大小便完全失禁。

（2）认知障碍老年人排泄的训练方法

①做好评估：确认认知障碍程度，评估现存的排泄机能，有便意时，能否自己找厕所或提出主诉，制订合理照护计划。

②观察老年人排泄间隔时间：要定时引领老年人如厕，养成定时排便的习惯，避免自主排尿失败而尿裤子。

③如果坐在马桶上不舒适，老年人就会坐不住，刚刚坐下就想走开。为了让老年人舒服地坐在马桶上完成排便过程，可在卫生间马桶上安装扶手。将卫生纸盒安装在伸手就可以取到的地方（图 1-2-7）。

④当认知障碍老年人有尿裤子情况时，不要训斥老年人，不妨轻抚他的背，说声没关系，再帮忙换下弄湿的衣物。有时认知障碍的老年人会出现抵抗行为，这是因为他们自尊心受伤的缘故。可以分散一下注意力，换一种沟通理由，比如：“要出门散步了，我们来换换衣服吧！”

⑤如果老年人经常夜间尿失禁，可增加通往厕所路线的照明设备，或将厕所的灯和门一直开着。以免因光线昏暗，老人找不到卫生间而浪费时间，控制不住就尿裤子了。在老年人去厕所沿途中做好明显的指示标志，经常带着他们走一走这条路，强化记忆。

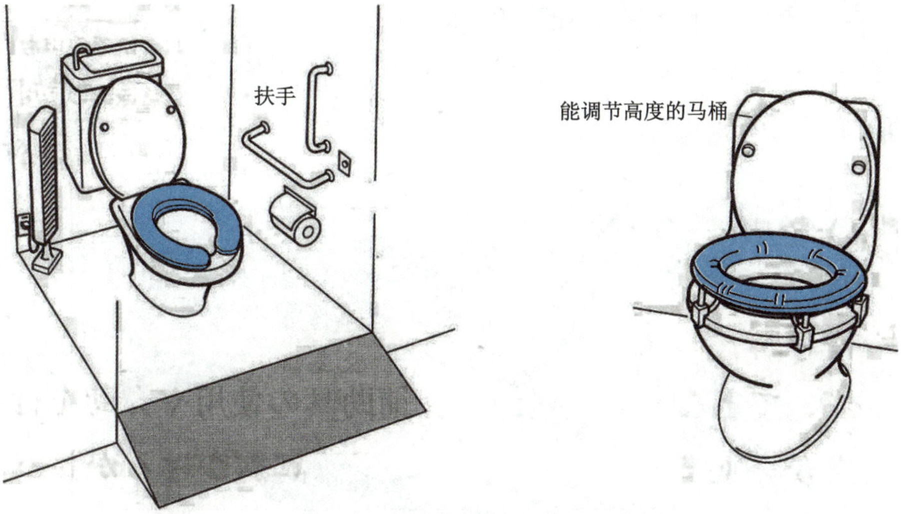

图 1-2-7　马桶设计要舒适

⑥压力性尿失禁的功能训练

盆底肌肉薄弱，控尿功能受损会导致压力性尿失禁（图 1-2-8）。如果老年人常在咳嗽、打喷嚏、大笑的时候尿裤子，或者尿布常常处于潮湿状态，说明老年人可能有压力性尿失禁。可以在老年人认知状态许可的情况下，进行盆底肌肉训练而达到康复目的，如果老年人认知状态不佳不予配合，可以嘱其在双腿之间夹一个软球保持几分钟，也能达到锻炼盆底肌肉群的目的。另外，加强运动锻炼，也能够在一定程度上缓解尿失禁。

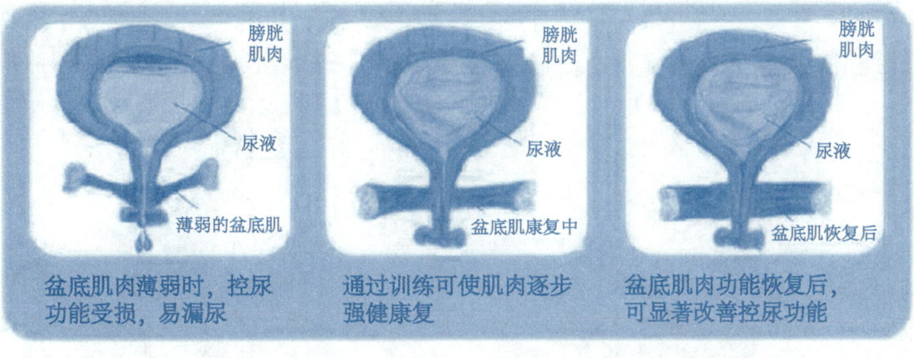

图 1-2-8　盆底肌肉薄弱，控尿功能受损而导致压力性尿失禁

盆底肌肉训练方法：养老护理技师指导让老年人在不收缩下肢、腹部及臀部肌肉的情况下自主收缩耻骨、尾骨周围的肌肉，即收缩会阴肌肉 3-5 秒，然后自然放松 2 秒，重复做 10-15 次为一组，每天做 3 组以

上（图 1-2-9）。对轻度认知障碍能够配合的老年人，可以陪老年人在看电视的时候锻炼，通过功能序列方法，加强老年人的盆底肌肉紧张度，做好尿失禁的康复。

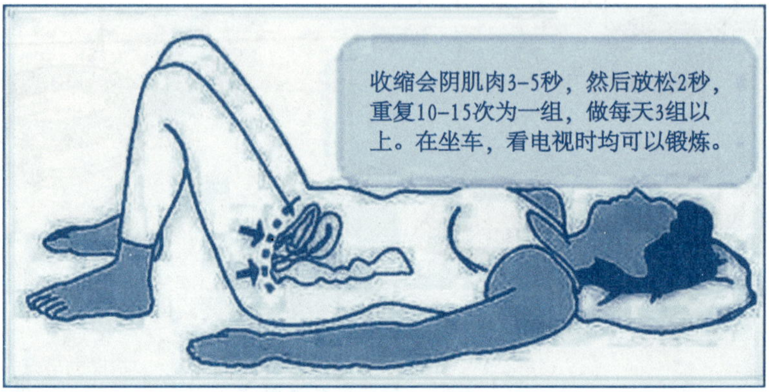

图 1-2-9　盆底肌肉训练方法

⑦从轮椅车上移到坐便器坐稳的训练

厕所环境应为：墙上设有 L 型扶手，防滑地面，没有积水，环境宽敞，无障碍物。

训练老年人从轮椅车上移向坐便器，褪下裤子的动作。训练老年人排便完成后，起身，穿好裤子的动作。移回到轮椅车上的方法（图 1-2-10）

首先健侧靠近坐便器，健侧手抓住扶手，脱下裤子，安稳地移至坐便器。站起时，先扶横扶手站起，逐渐移到纵扶手上，穿好裤子，稳妥地移回到轮椅车上。

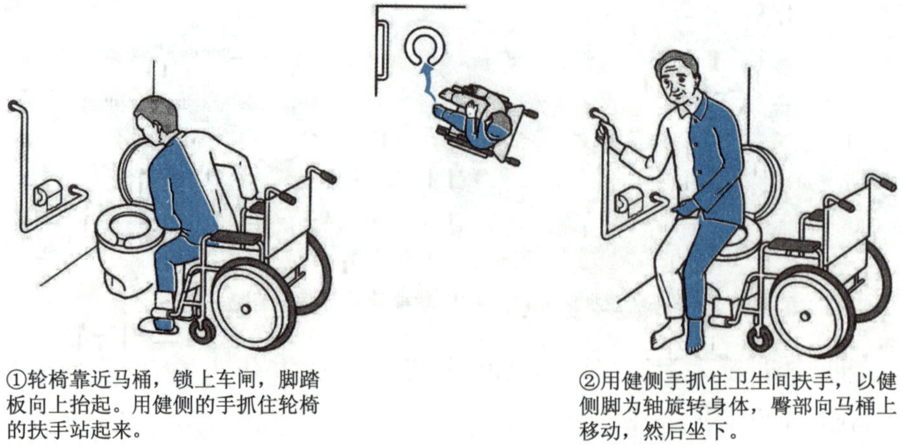

图 1-2-10　从轮椅车上移到坐便器坐稳的方法

因各种原因不能去厕所排便的老年人，训练其从床沿移向床边坐便器的方法（图 1-2-11）。

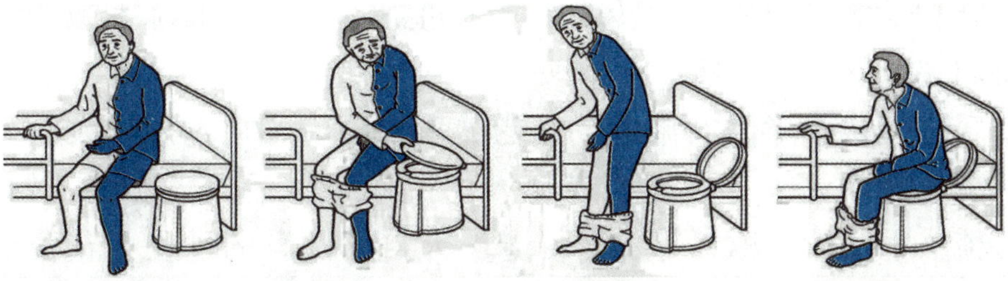

①患侧向外伸出，稍稍斜一点坐在床上。　②脱下裤子和内裤，打开马桶盖儿。　③用健侧的手抓住床的扶手，站起来。　④转身、臀部移向坐便器，坐下。

图 1-2-11　从床沿移向床边坐便器

（3）案例分析：

案例：淑香奶奶，81 岁，中度认知障碍老年人，在个人卫生清洁方面需要帮助，常无目的地走动不停，一个月前曾发生过走失的情况，有时不能自主表达要上厕所的意愿，可见尿失禁。

下午，养老护理技师小王发现淑香奶奶把大便弄到了裤子上，还瞒着养老护理技师自己用毛巾擦，并用卫生纸包住大便，小王分析，这是老年人知道自己便失禁是不好的、错误的事，试图以此掩盖的表现，养老护理技师小王尊重奶奶的隐私和自尊心，并没有大声责备她，而是轻声安慰她：

小王：奶奶您身上碰到了脏东西，我们一起来洗洗吧。

奶奶：不，不想洗。

小王：我来帮助您，您自己洗，洗完之后，又会干净漂亮啦！

4. 认知障碍老年人卫生梳洗训练

（1）认知障碍老年人常见的清洁卫生问题

①不注重个人卫生，不注意保持个人仪表，经常弄脏衣服；

②不愿意接受养老护理技师帮助做个人清洁卫生，如洗脸、洗头等；

③在独立进行个人清洁卫生过程中有烫伤的危险；

④重症认知障碍的老年人，个人清洁需要养老护理技师帮助。

（2）认知障碍老年人卫生梳洗训练方法

①卫生梳洗训练目标主要有洗手、洗脸、拧毛巾、使用肥皂、梳

头、刷牙、将水倒入面盆和用后将水倒掉，拧开和关闭水龙头等操作。训练常用的梳洗用具如梳子、牙刷、毛巾等物品的抓取和使用方法；让老年人掌握上肢的伸屈、旋转能力，手指抓握能力，锻炼手腕的灵活性和保持肩关节的稳定性等。

②轻中度认知障碍老年人，养老护理技师应尽量劝慰、鼓励老年人做力所能及的事情，尽可能让老年人保持残余生活自理功能，如洗脸、洗手、梳头、刷牙、漱口等；即使老年人自己洗漱的过程会花费更多的时间，但养老护理技师要耐心等待老年人完成，这本身就是康复训练的过程。

③对于不能独立完成卫生梳洗的老年人，养老护理技师要在保证老年人舒适和安全的前提下，协助老年人完成，对于能完成的环节或动作，应鼓励老年人独立完成。

④洗脸、洗手的训练方法

洗脸时，养老护理技师应在旁边进行帮助（图 1-2-12），因为面对面帮助老年人洗脸，常使老年人感到尴尬而被拒绝。把毛巾用温水浸湿、拧干，以不滴水为宜，送到老年人手中，让老年人自己擦脸。

将老年人的双手浸泡在水盆中，或者在洗面池前打开水龙头，让老年人自己洗手。训练过程中给予老年人肯定和鼓励。

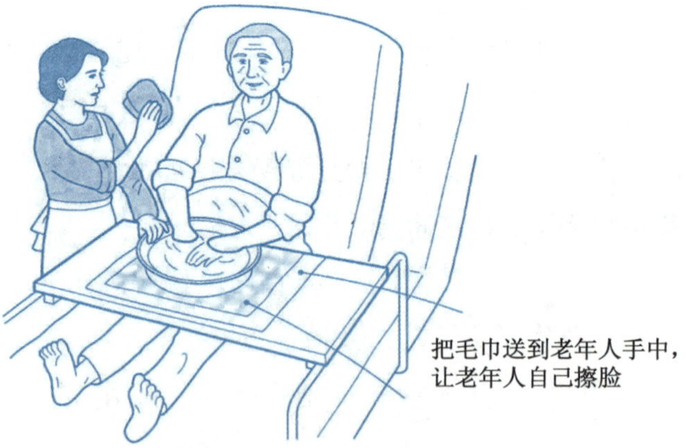

图 1-2-12　洗脸、洗手的训练方法

⑤口腔清洁的训练

刷牙时，养老护理技师应在旁边进行帮助（图 1-2-13），因为面对面帮助老年人刷牙，常使老年人感到尴尬而被拒绝。把牙膏挤好，把牙刷送到老年人手中，让老年人自己刷牙。训练过程中给予老年人肯定和鼓励。

如老年人不能配合刷牙，可用棉棒沾盐水擦洗清洁口腔。有假牙的老年人要做好假牙的护理，餐后清洁假牙并浸泡于冷水中，吃饭前把假牙交到老年人手中，让老年人自行佩戴好。

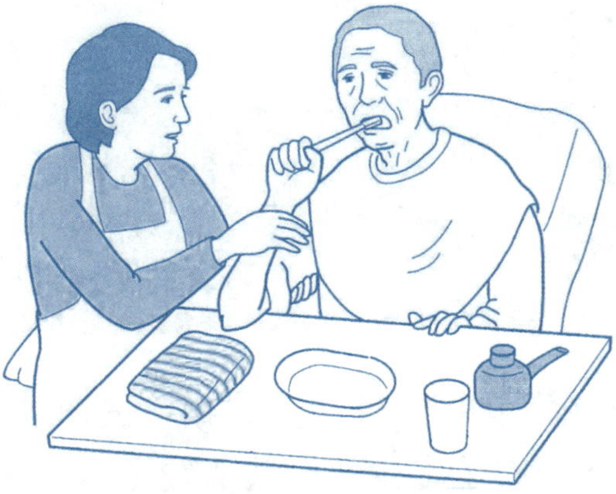

图 1-2-13　口腔清洁的训练

（三）认知障碍老年人的康复训练方法

认知训练是对智力障碍老年人进行康复训练的重要内容，对延缓老年人智力下降有很好的作用。下面介绍几种常用的认知训练方法。

1. 记忆和注意力训练

①数字记忆训练：养老护理技师念几个随机的数字，从三位数念起，如 125，然后让老年人立即复述这三位数，如果老年人能够正确说出，再增加到四位数字，如 2316，如此逐渐增加难度。也可以用数字卡片或扑克牌进行集体数字记忆训练（图 1-2-14）。

②名词记忆训练：利用图片或实物进行训练。养老护理技师给老年人看几件真实物品，如苹果、饭碗、手机、钢笔等，然后马上把它们收起来，让他回忆并复述刚才看到了什么？如果没有实物，也可以利用看图识字卡片进行名词记忆训练。物品的数量可由少到多，观看的时间可由长到短。由此增加难度。

2. 计算训练

①将筷子分成两堆，让老年人练习数数，比较哪堆多、哪堆少？也可以数枣、数橘子等实物进行练习。

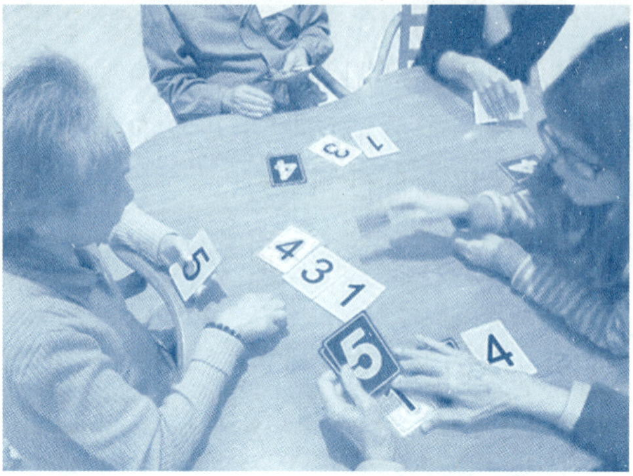

图 1-2-14　用数字卡片进行集体数字记忆训练

②让老年人进行简单的账目计算，如：去商场购买回一些日用品，让他计算每样物品各花费了多少钱、共消费了多少钱、还剩多少钱？

3. 思维训练

①益智游戏：设计有趣的智力游戏，如按图纸搭积木、拼图，训练老年人的逻辑思维和想象能力。

②分类训练：如先由养老护理技师做示范，把水果、电器、人物、动物等卡片等按分类摆放，然后打乱分类，让放老年人把手中的卡片按类别摆放。

③人物识别训练：给老年人看家人和亲朋好友的照片，或将熟悉的人、陌生人、历史人物的照片混在一起，让老年人识别出他所熟悉的人。

④地点识别训练：看图片或手机上的照片，如熟悉的小区、自家客厅、厨房，以及去过但不太熟悉的超市、公园等进行识别。或者带老年人出去散步时，问老年人：我们这是在哪里？询问我们回家的路该怎么走，由此训练地点的识别。

⑤时间定向力训练：让老年人说出今天是几月几号、星期几、上午还是下午，今天是什么特别的纪念日、节日，节日有什么习俗，接下来问明天是几月几号，询问的问题同前。

4. 日常生活能力和社会适应能力训练

对于轻中度认知障碍的老年人，尽可能指导其生活技能的训练，督促他们自主完成洗漱、更衣等日常生活行为，可从简单到复杂进行功能训练，保持老年人独立的自理生活能力（如前所述）。

养老护理技师同老年人商量，制订可行的训练计划，如每天定时完成规定的做家务、独立更衣、手工制作等。告诉老年人这就是“家庭作业”，完成后可用“小红旗”“小红花”符号做标志，以激励老年人。

5. 案例分析

（1）案例导入：

王爷爷，71岁，近期入住老年公寓。家人一年前发现其认知功能下降，表现为记忆力下降，以近期记忆下降最为明显，遇到稍微复杂点的事情就不能完成，老年人执行功能减退，让其做的事情通常以各种理由为借口不做。你作为王爷爷的养老护理技师，已经为王爷爷做了MMSE测查，根据测查结果怀疑他患有老年性认知症，请家属带他到医院门诊进行详细检查，经医生诊断为轻度认知障碍。作为王爷爷的养老护理技师，请为王爷爷进行认知功能训练。

（2）案例分析和实施步骤：

本案例中王爷爷已被诊断为老年性认知症，有明显的认知障碍，现遵医嘱为其进行认知功能训练。

①调节好室内温度、湿度，环境要安静、安全，适合进行康复训练。养老护理技师评估老年人身体状况，老年人精神饱满，能够完成认知训练步骤。准备王爷爷家人及亲朋好友照片数张、苹果、手机、梳子、铅笔、手套、牙刷、一次性水杯等。

②沟通，并取得配合。

养老护理技师：“王爷爷，看您今天的精神状态很好，我们一起来玩些游戏吧，这些游戏能帮您锻炼记忆力，怎么样啊？好的，那咱们现在开始了啊！”

③为老年人进行记忆力训练。

养老护理技师：将准备好的老人家人及亲朋好友照片拿给他看，让其说出这是谁。一般先从老年人最亲近的人开始，逐渐变为接触较少的人的照片。

养老护理技师：王爷爷，您看看这是谁呀？

王爷爷：这是我儿子，这是我女儿，这是我的小孙子，这是……

养老护理技师：王爷爷，您真棒，都认出来了，给您点赞！

养老护理技师：给王爷爷呈现几种家居物品。苹果、手机、梳子、铅笔、手套、牙刷、一次性水杯。先呈现其中三种，呈现时间约为 1 分钟，然后收起来，让老年人回答刚刚看到的物品是什么，回答正确后，再增加一种物品，继续让老人回答，依此类推。

养老护理技师：王爷爷，这三样东西您都答对了，那么（拿起梳子）这个是做什么用的呀？

王爷爷：是梳头用的。

在上面的每个训练过程中，都可以应用记忆复述+联想，进行训练。对老年人的表现加以鼓励和表扬。

养老护理技师：王爷爷，我们训练了 20 分钟了，您今天做得特别好！您是不是有些累了，我们一起收拾一下，把东西都放回原处，下午我们再继续练习，怎么样呀？

王爷爷：好的，下午再练。

④整理，做好汇总和记录。

以上案例的实施是一个提示和样板，更多的技巧有待于养老护理技师根据老年人实际情况进一步丰富和完善。

（四）运用作业疗法为认知障碍老年人做康复训练

1. 作业疗法的定义

作业疗法（OT）是针对老年人的功能障碍，从日常生活活动、手工操作劳动或文体活动中，选出一些针对性强、能恢复老年人功能和技巧的作业，让老年人按照指定的要求进行训练，以逐步使其功能复原的方法。在生活自理方面，常选用进食、梳洗、穿衣，从床上到轮椅等活动；在手工操作方面，常选用木工、纺织、刺绣、制陶、手工艺品制作等；在文体活动方面，常选用套环、拼七巧板、书法、绘画和各种有价值的游戏等。对于活动困难者，养老护理技师还要为他们制作一些有利于自身克服困难的自助工具。

2. 作业疗法的作用

作业治疗着眼于帮助老年人恢复正常、健康、有意义的生活方式和生活自理能力，使老年人掌握日常生活技能，能适应各种居家条件下的生活。并且作业疗法能够提高老年人对外界环境的适应力，鼓励老年人积极工作、娱乐、参与社会活动等。

例如，在日本养老院里，工作人员会和老年人一起做一些手工用品，如筷子架、毛巾绣花、储物盒等，小巧而实用，参观者、家属、志愿者来到这里可以自愿购买，价格相当于3-10元人民币，义卖所得的钱款交给老年人，老年人会笑得很开心。

作业治疗是座桥梁，把老年人和家庭与社会连结起来，挖掘潜力适应家庭和社会环境的需要。作业疗法对于老年病，如：脑血管意外的后遗症、关节疾患有较好疗效，对老年人的焦虑症、抑郁症、情绪障碍也有一定改善。

3. 常用的作业疗法

（1）维持日常生活所必需的训练

如穿衣、进餐、个人卫生、洗浴、整容、如厕等，这些日常生活作业是生活自理所必需的。训练时可应用辅助器具，以完成日常生活活动。

（2）能创造价值的工作训练

如木工、缝纫、机械装配、办公室作业（打字、资料分类归档）等。通过从事这种作业活动，老年人可以取得一定报酬，又能为社会提供服务或增加精神财富和物质财富使老年人具有成功感。

（3）家务活动训练

可以让老年人参与简单、安全的家务劳动。如协助做饭、擦桌子、摆放餐具、叠衣物、扫地、整理床铺等。都可以让老年人参与，以锻炼手指的灵活性，达到康复训练的目的。

（4）消遣性活动训练

①应用手工艺进行治疗。如泥塑、陶器、工艺编织等，既能改善手的功能活动，又可转移对疾病的注意力，改善情绪。

②组织老年人参加文娱活动，改善身心功能，促进康复。文娱项目包括旅行、舞蹈、戏剧表演、戏剧欣赏、划船、钓鱼、棋艺、书画、音乐表演、音乐欣赏等。

③通过种植花草、栽培盆景、园艺设计等作业进行治疗，对身体和

精神和训练均有好外。

4. 利用家居用品做康复训练

在康复中心有计划地进行康复训练，固然会收到很好的效果，但对于老年人来说，往返于康复中心之间会有诸多不便。在这种情况下，因地制宜地利用现有的生活用品训练，同样会收到良好的效果（图1-2-15）。

（1）开杯子。打开容器盖或杯子盖，然后盖上并拧紧，如此反复，锻炼腕部力量和手指灵活性。

（2）解绳子。把绳子打上结，然后解开，为了增加趣味性，可教给老年人不同的打结、解结方法。

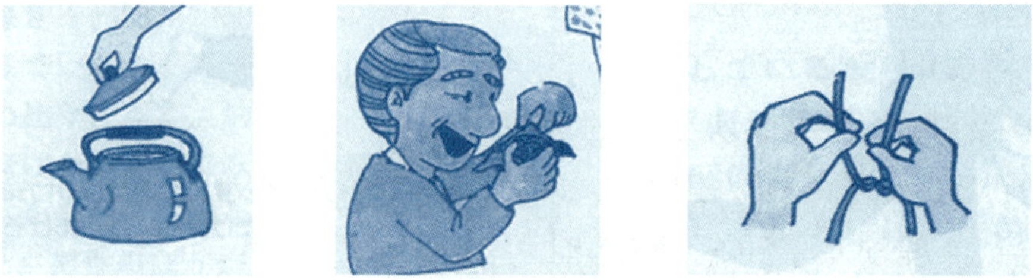

图 1-2-15　利用家居用品做康复训练的方法

（3）拨算盘。用算盘计算简单数学题，不仅练习了手指功能，还训练了大脑，防止脑组织的老化。

（4）折纸张。准备好手工材料，与老年人一起折纸、做手工艺品。在折纸时，千万别忘了与老年人交谈，增进感情。

（5）去果皮。在进食橘子、香蕉、花生等水果、干果时，鼓励老年人自己剥去外皮。当老年人取得成功时，要给予表扬和鼓励。

（6）择洗菜。剥豆、择菜，让老年人帮助做饭前准备或力所能及地为家人做些事，使其有成功的愉快感。

（7）练写字。写字绘画，记日记、记录备忘录等，在动笔写字的时候，既练了手又练了脑，长期坚持，其乐无穷。

以上只介绍了几种利用家居用品为认知障碍老年人做康复训练的方法，更多的还需要我们在实践中去发现。实际上，康复的目的本身就在于更多地挖掘康复接受者的自身潜力，使其生活能力达到尽可能高的水平，只要有了这一指导思想养老护理工作就会做得更好。

5. 案例分析

（1）案例导入

范奶奶，78 岁，脑出血后遗症，左侧肢体活动受限，入院时经评估判断为轻度认知障碍。养老护理技师为范奶奶制定了相应的认知功能训练方法，今天的计划是与奶奶一起剥豆角，完成手工活动计划。

（2）案例分析及实施步骤

范奶奶为轻度认知障碍，肢体也是轻度活动受限，要激发奶奶的潜能，对肢体功能和认知功能进行训练。

环境准备：实施地点选在客厅，有长方形桌子和两把椅子。准备一盘豆角、三个小盆。

养老护理技师到老年人房间，告知老年人要进行的手工活动是剥豆子。豆子是晚饭做菜用的食材，鼓励老年人自己动手准备饭菜，这是很有意义的。

养老护理技师：范奶奶，您午睡醒了？看您精神还可以，我们一起完成手工活动练习呀？您看，这是什么？

奶奶：这是豆角呀！

养老护理技师：这个豆角是我们晚上做菜用的，我们一起来剥，好不好呀？

奶奶：好啊！

养老护理技师：来！您握一下我的手，我看看您的臂力怎么样？

奶奶：还可以，好的。

养老护理技师将备好的豌豆荚和盆放在老年人面前，先做示范，然后嘱老年人一起动手做。注意观察老年人的反应，老年人剥成功时，应及时给予肯定和表扬。

养老护理技师：奶奶，您做得真好，今天晚饭的“焖豆角”也有您的一份“功劳”呢。

通过完成手工活动使老年人获得成就感。剥豆角的手工活动时间不超过 30 分钟，以免老年人疲劳。

（五）利用娱乐活动为认知障碍老年人做康复训练

1. 娱乐活动与康复的关系

（1）许多娱乐活动是以康复为目的，更多地挖掘老年人自身潜力，提高认知障碍老年人对生活的乐趣，增加自信，使老年人更好地融入社会，真正成为社会的一员。

（2）在娱乐活动中增加认知障碍老年人的生活乐趣。例如，音乐、戏剧、电影欣赏可解除压力，达到身心放松；手工艺品制作、种花、养鱼、饲养宠物可使老年人有创造感、满足感。要鼓励老年人保持生活的情趣，广交朋友，积极参加社会公益活动。

2. 组织娱乐活动的要点

（1）选择轻松的时间和空间

娱乐活动应在空间宽敞的环境中进行，在上午 10 点左右或午睡后进行。

（2）创造和谐愉快的气氛

包括环境和谐而富有情调，养老护理技师本人的情绪要热情，给人以轻松愉快的感觉。

（3）老年人是活动的“主角”

在娱乐活动过程中，老年人是“主角”，养老护理技师是“配角”，要以老年人为中心。

（4）活动中要与老年人沟通

时刻关注老年人的感受，老年人失败或不顺心时要照顾他的情绪，及时沟通。

（5）采取“网状式”小组活动

多人参加的娱乐活动应采取“网状式”的多边活动，不是简单的一对一的活动，要使每个老年人都参与进来。

3. 组织老年人做娱乐活动的方法

娱乐活动实施前，要客观评估老年人一般情况及完成该项娱乐活动的可能性。根据评估的结果制订娱乐活动计划。实施后要对效果做出评价，写出改进措施。以下例举几项。

（1）扇子拍气球

目的是增加上下肢的肌张力，锻炼认知障碍老年人的反应能力和协调能力。

实施方法：

向老年人做好游戏规则的解释，使老年人积极配合活动。安排好场地和参与人员，创造良好的氛围（图 1-2-16）。

①数位老年人围坐在圆桌旁，每人手拿一把扇子。

②用扇子将球发给对面或斜对面的人，开始游戏，用扇子连续传球。为增加游戏的趣味性，可以连续传球，成功则累加记分。

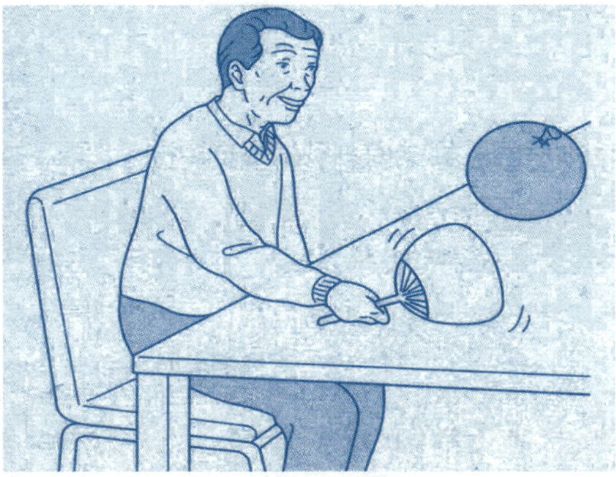

图 1-2-16 扇子拍气球

（2）实用毛巾操

属于居家娱乐活动之一，目的是增加上肢的活动范围和力度，为独立完成洗浴做准备。准备清洁干燥的毛巾 1 条，音乐伴奏带，伴随音乐带领老年人做毛巾操。

实施方法：

第 1 节：平举，放下，做 4×8 拍（即重复做 8 次）；

第 2 节：上举，放下，做 4×8 拍；

第 3 节：左右侧举（动作像手握方向盘开车）放下，做 4×8 拍；

第 4 节：毛巾绕到背后，做搓背动作，做 4×8 拍（图 1-2-17）；

第 5 节：左手握住毛巾一端，叉腰并固定在腰旁不动，右手握住毛巾另一端，以固定好的左手为轴，向左前方做"冲拳运动"，如"打木桩"的动作，做 4×8 拍；

第 6 节：两手分别握住毛巾两端，对折，用力拧干毛巾，呈拧毛巾状，拧紧后数够 8 拍，然后向相反方向拧毛巾，拧紧后停顿数拍。做 4×8 拍。

（3）简易手指操

经常对手指进行刺激，能促进手指末端血液循环，按摩穴位，达到

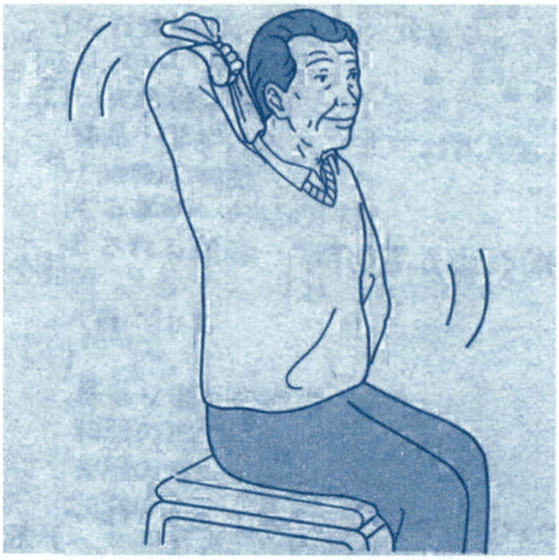

图 1-2-17 实用毛巾操

改善内脏功能的目的。手指操不仅是锻炼记忆力和注意力的良方，还是预防锻炼肢体活动能力的好方法。手指操多种多样，不拘一格，很多养老机构创作有各类手指操，下面介绍一种简易手指操。

实施方法：

第 1 节：手掌伸开，两手心相搓，直至手心搓热，做 4×8 拍；

第 2 节：手掌伸开，两手背相搓，直至搓热，4×8 拍；

第 3 节：轻握双拳，拳头相锤，使合谷穴相碰（图 1-2-18），起到敲打穴位的作用，做 4×8 拍；

第 4 节：轻握双拳，拳尾相锤，使后溪穴相碰（图 1-2-18），起到敲打穴位的作用，做 4×8 拍；

第 5 节：十指相叉，嘱老年人十指用力张开，然后左右手十指相交叉并相撞；

第 6 节：点按指。右手拇指依次按右手其余 4 个手指的指头。按食指 2 次、按中指 1 次、按无名指 3 次、按小指 4 次。反过来再按一遍。接着换左手练习。也可增加难度，两只手同时进行，做 4×8 拍；

第 7 节：抓推指。右手手指完全伸开，然后从小指开始，依次收回，最后收回拇指呈握拳状，继而从拇指开始依次张开，最后张开小指呈手掌状，做 4×8 拍；

第 8 节：转腕。两手指轻轻交叉相握，然后自然转动手腕，使手腕得到充分活动，做 4×8 拍。

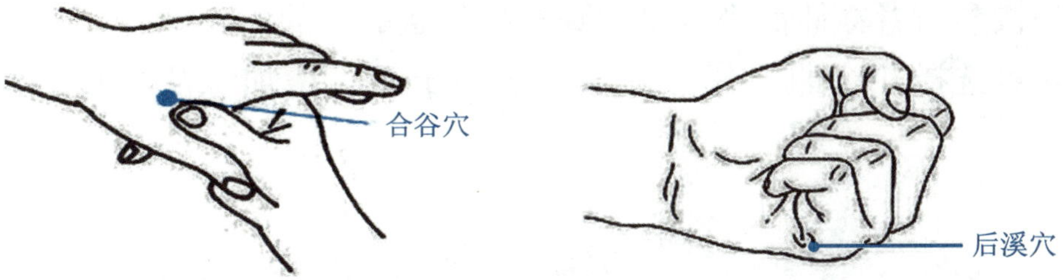

图 1-2-18　合谷穴与后溪穴

（4）筷子夹豆子练习

筷子夹豆子的训练主要锻炼老年人手指动作的协调性、稳定性和精准性，为老年人日常生活中使用筷子进食提供帮助（图 1-2-19）。

准备的物品包括筷子、两个不同颜色的塑料碗、不同颜色的豆子、秒表。老年人坐在桌子前，动作由简单到复杂，循序渐进。每天练习 2—3 次，每次 15—30 分钟。训练过程中多鼓励老年人，观察老年人面色和身体状况，询问老年人的感受。为了增加趣味性，可开展象征性的比赛。

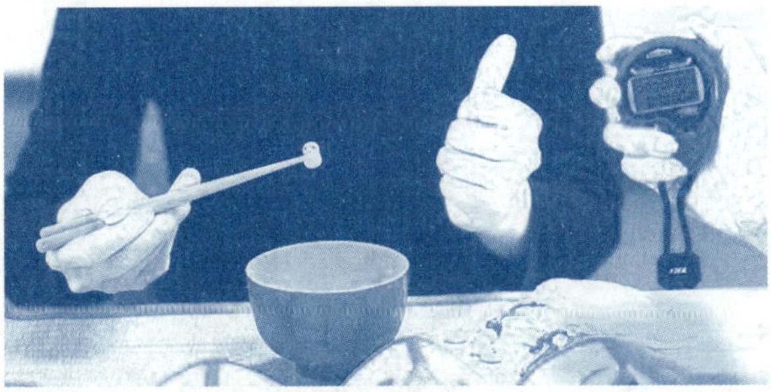

图 1-2-19　筷子夹豆练习

（5）合唱练习

唱歌时面部肌肉的活动，胸腔扩展，可以增加肺活量，有利于改善心肺功能。

实施方法：

①以伴奏人或音响为中心围坐成圆圈，或者呈扇形围坐，目的是参与人员的目光能够交流（图 1-2-20）。

②布置好合唱练习场地，烘托气氛。选择老年人喜闻乐见的歌，准备好歌词，打印的歌词字要大。

③养老护理技师坐在老年人当中，熟练者与不熟练者、积极参与者

和不积极参与者穿插而坐，以达到烘托气氛的目的。

④可选择几个曲目作为联欢会表演节目，增加练歌的目的性和趣味性。

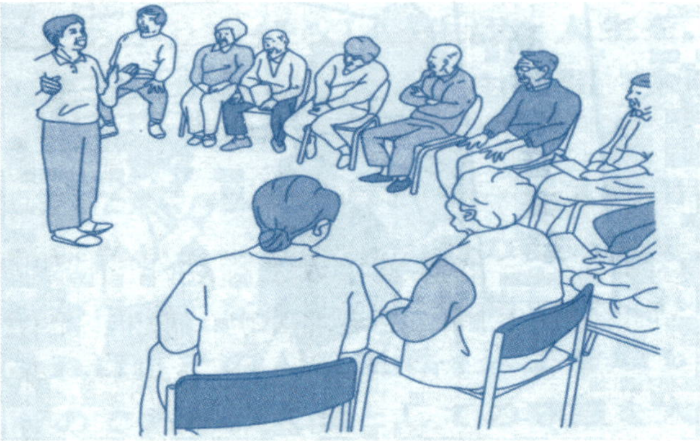

图 1-2-20 合唱练习

(6) 户外娱乐活动

如散步、郊游、交流会、运动会等。

①准备工作：

A. 评估老年人能否外出，如能外出要做好出发前的准备，注意保暖和防晒。为老年人选择必要的助行器。

B. 安排好同行的工作人员，安排分工与合作。

②组织方法：

A. 散步、郊游等户外活动要选择晴朗无风，空气好，气温适宜的天气，选择附近的公园，安静的街道等场所。

B. 户外活动中要经常观察老年人面色和身体状况，如有身体不适立即返回并做相应护理。

C. 防止走失和发生意外事故，确保老年人的安全。

除了上述实例外，户内外娱乐活动还有很多，如坐位脚传气球、玩棋牌、猜谜比赛、绘画、手工制作、整理花园苗圃，等等。

另外，要鼓励老年人有自己的兴趣爱好，对有编织、手工等有兴趣的老年人要为其创造条件。

在日常生活中的康复训练过程中，特别注意的是安全第一，训练适度，鼓励为主，持之以恒。

（六）通过体育运动为认知障碍老年人做康复训练

体育运动中保证安全，量力而行，最快心率不超过（180－年龄）次/分。年老体弱者，也可选其中几个动作，逐渐增加运动量。

1. 太极拳

太极拳适合于体弱者和患高血压、冠心病、神经官能症、慢性胃肠疾患的老年人。经常练太极拳可调节中枢神经系统的活动，增加动作的协调性，改善心肺功能。

实施方法：

（1）事先客观评估老年人一般情况及完成太极拳的可能性。安排适宜的场地，最好是在户外空气新鲜、宽敞明亮的场所进行。

（2）太极拳一般为集体活动，要安排好参加人员，创造良好的氛围。为老年人换上易于活动的服装，最好是太极拳专用服装和鞋。备好伴奏带。

（3）常练的太极拳有24式、48式、88式太极拳，24式太极拳是最简单的一种，初练者以简化太极拳为宜，每次重复打两遍。

（4）由一名能熟练打太极拳的养老护理技师或老年人带领并示范。

（5）练太极拳要持之以恒，早晚各一次。

2. 广播体操

广播操种类很多，有简有难，目前比较普遍的是第九套广播体操。

实施方法：

（1）实施前要客观评估老年人一般情况及完成该项体操的可能性。其他准备同前。

（2）最初运动时，选择3—5节适合该老年人体力的体操，以后可逐渐增加运动量。一般每日1—2次，每次10—20分钟为宜。

（3）伴音乐进行，由一名能熟练打太极拳的养老护理技师或老年人带领并示范。

3. 慢跑

适合动脉硬化，高血压病，冠心病，糖尿病和肥胖的老年人。经常慢跑能调节大脑皮层的功能，改善呼吸、消化和心脏功能，增强腰腿肌力。

实施方法：

（1）实施前要客观评估老年人一般情况及完成慢跑活动的可能性，其他准备工作同前。

（2）慢跑距离可从50米左右开始，根据耐受情况逐渐延长。

（3）速度从每分钟30米左右开始，以后逐渐增加。每次5—10分钟。

4. 步行

步行是最适合老年人的运动。一般有散步、快速步行和在斜坡上进行的步行。

实施方法：

（1）步行宜在开阔地进行，早晚各一次，每天不少于1小时。在步行中途可适当休息。

（2）根据自己的适应能力选择运动量。一般以步行后脉搏不超过100次/分钟，没有明显的气急为标准。

5. 医疗体操

除药物治疗外，医疗体操是一项具有治疗或康复作用的体操，配合呼吸进行练习，可明显减轻身体的不适。高血压、冠心病、慢性气管炎、胃肠病、肩周炎等慢性疾病均有相应的医疗体操。坚持进行医疗体操的练习，可以增强体质，不易生病。下面就介绍两项常做的医疗体操。

（1）健肺操

老年人生理功能减弱，活动减少、肺功能下降，经常进行胸廓牵拉、挤压，以促进气体交换，也能有效增加老年人肺活量。做健肺操的原则是：配合呼吸进行，用鼻子吸气，吸气深长，使肺部膨胀，用嘴呼气，呼气缓慢，尽量呼尽，吐出肺内残存气体（呼气终末时可停顿2秒）。速度不要过快，做完一组动作后，应保持姿势数秒钟，再做下一个动作。

第1节：伸展胸廓。站立，双臂下垂，两脚间距同肩宽，用鼻子吸气，双手经体侧缓慢向上方伸展，尽量扩展胸廓，同时抬头挺胸，用嘴呼气，呼气时身体还原（如图1-2-21所示）。做4×8拍，即4次。

第2节：转体压胸。站姿同上。吸气，上身缓慢地向右后方转动，右臂随之侧平举并向右后方伸展，然后左手平放于右侧胸前，向右推动胸部（如图 1-2-22 所示），呼气时身体还原。向左侧转动时，动作和呼吸配合相同，方向相反。做 8×8 拍，即每侧做 4 次。

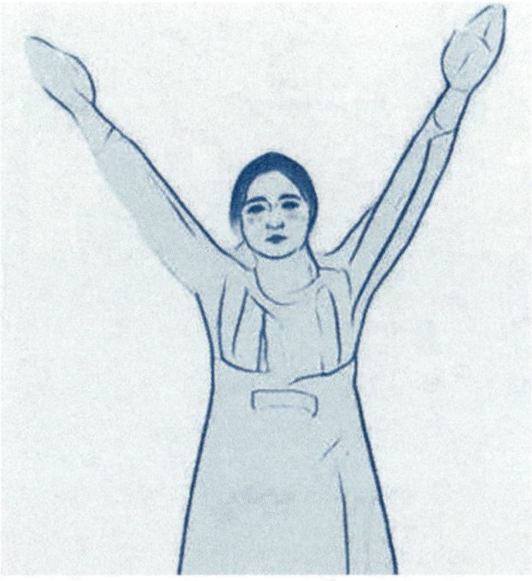

图 1-2-21 第 1 节 伸展胸廓

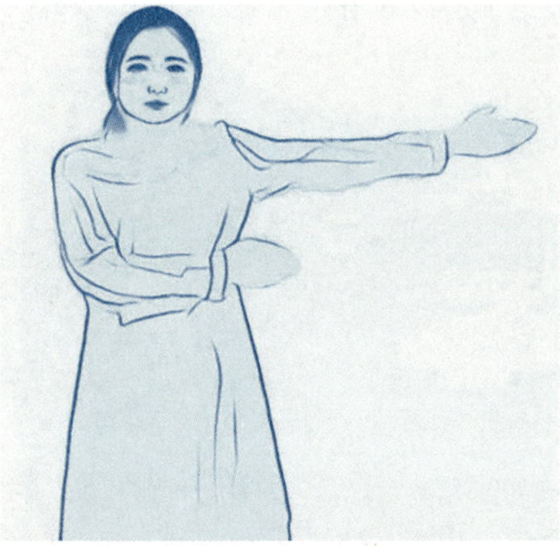

图 1-2-22 第 2 节 转体压胸

第 3 节：双手压胸。坐位或站位，两脚自然踏地。双手放于胸部两侧。深吸气，双手轻轻挤压胸廓部位，然后缓缓呼气，同时身体缓缓前倾，幅度量力而行，保持身体稳定。吸气时还原（如图 1-2-23 所示）。做 4×8 拍，即 4 次。

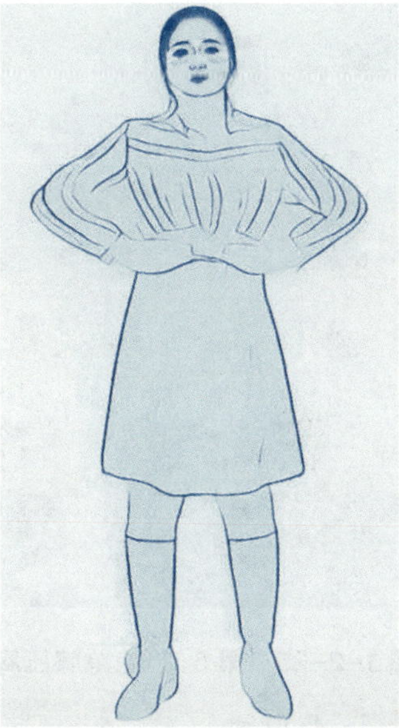

图 1-2-23 第 3 节 双手压胸

第 4 节：交叉抱胸。坐位或站位，两脚自然踏地。双臂交叉抱于胸前。深吸气，双上臂轻轻挤压胸廓部位，然后缓缓呼气，同时身体缓缓前倾，幅度量力而行，保持身体稳定。吸气时还原（如图 1-2-24 所示）。做 4×8 拍。

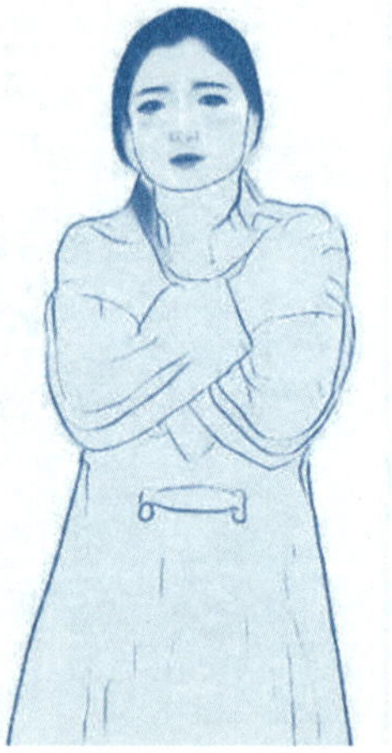

图 1-2-24　第 4 节 交叉抱胸

第 5 节：抱单膝压胸。坐位，两脚与肩同宽。深吸气，同时抬起一侧下肢，双手抱住小腿，然后缓缓呼气，小腿轻轻挤压胸廓部位。吸气时还原。两侧交替进行（如图 1-2-25 所示）。做 4×8 拍。

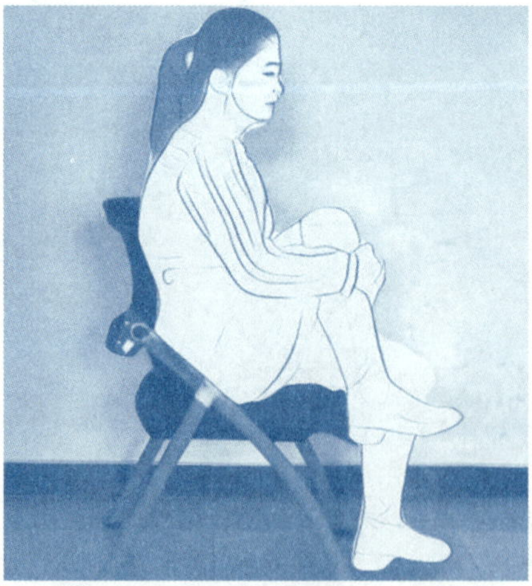

图 1-2-25　第 5 节 抱单膝压胸

第 6 节：整理动作。站位，两脚分开与肩同宽，双臂自然下垂，闭目，调整呼吸，4×8 拍或 8×8 拍。

(2) 平衡健身操

介绍一组医疗体操，配合呼吸进行躯干和四肢运动，有助于改善心肺功能，增加身体的平衡和稳定。一般规律是：做动作时配合吸气，还原预备姿势时配合呼气。这套简单易学，适合患有高血压、冠心病的认知障碍的老年人学练。

第 1 节：起落呼吸运动（如图 1-2-26 所示）。站位，两足与肩宽。吸气，两臂由体前徐徐上举至肩平。呼气，还原成预备姿势。做 4×8 拍，即 4 次。

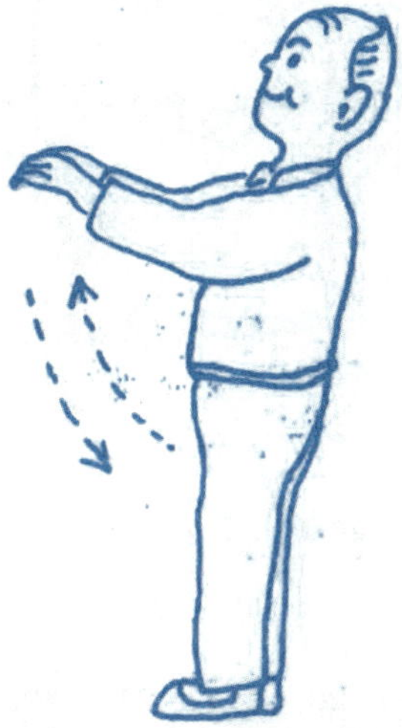

图 1-2-26　第 1 节 起落呼吸运动

第 2 节：左右画圈运动（如图 1-2-27 所示）。分腿站立，两臂屈肘于体侧，掌心向上。吸气，左手向前伸，掌心转向下，再向外做平面画

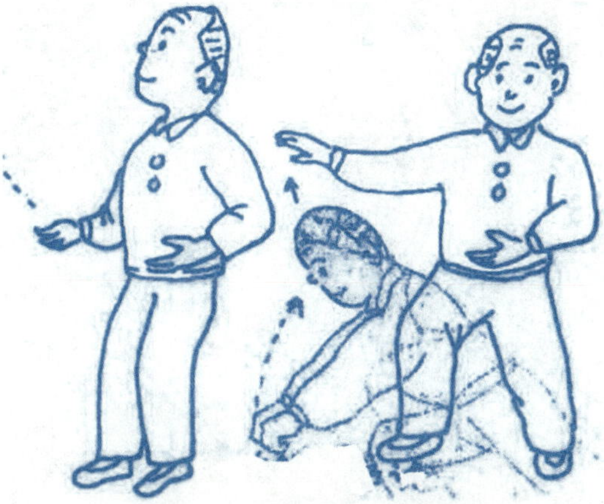

图 1-2-27　第 2 节 左右画圈运动

圈，同时左腿成弓步，呼气，掌心逐渐转向上回到预备姿势。如上，配合呼吸，做右手画圈，右腿呈弓步，做 4×8 拍。

第 3 节：贯气呼吸运动（如图 1-2-28 所示）。自然站直，吸气，两臂由体侧上举至头上，然后两手下落至头顶百会穴时吸气。呼气，两手由百会穴沿头和身体前侧徐徐落下，到预备姿势。同时，意念将其逐渐下贯至脚底涌泉，呼气。重复贯气，做 4×8 拍。

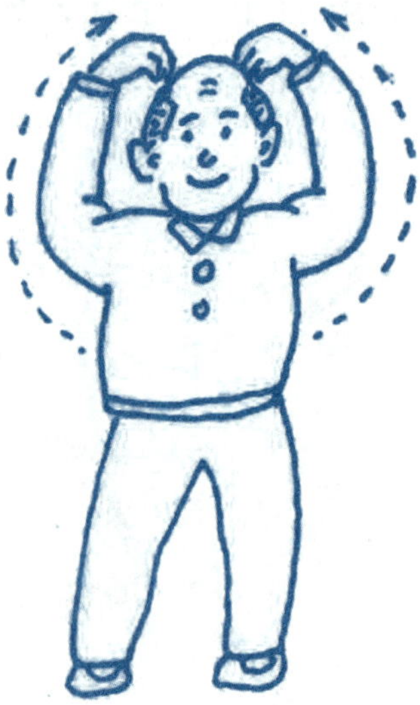

图 1-2-28 第 3 节 贯气呼吸运动

第 4 节：摇橹式运动（如图 2-2-29 所示）。两腿分开，轻握拳，吸气，左脚前跨一步呈弓步，两肘由屈曲向前下方伸出，呼气，两臂向上后方拉回，似划船的摇橹动作。左侧和右侧各做 4×8 拍。

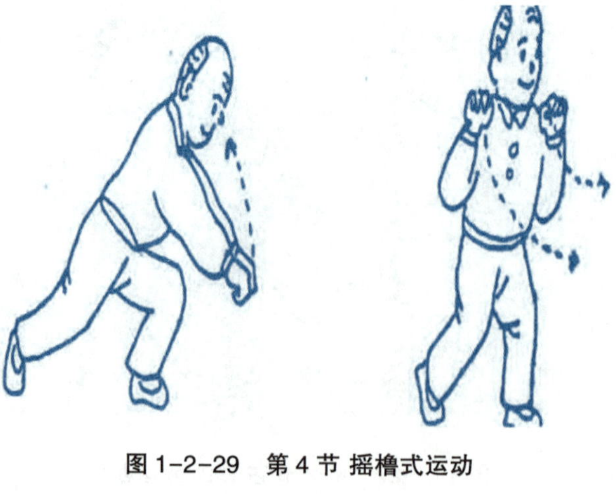

图 1-2-29 第 4 节 摇橹式运动

第5节：半蹲起立运动（如图1-2-30所示）。吸气，两腿由直立到屈曲呈半蹲状，同时两臂向前平举，呼气，缓慢起立还原。做4×8拍。

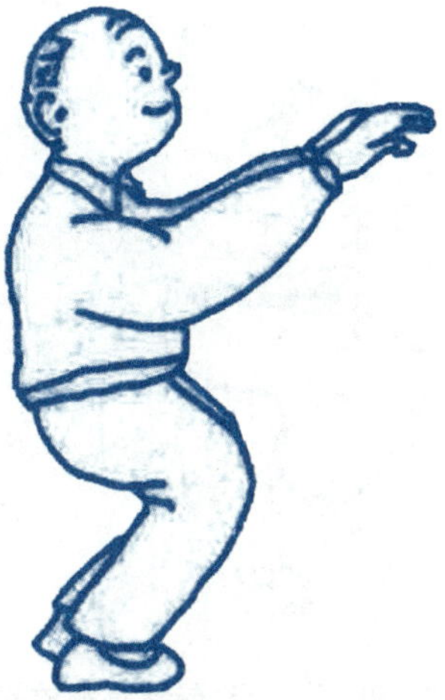

图1-2-30　第5节 半蹲起立运动

第6节：体侧屈呼吸运动（如图1-2-31所示）。两足分离与肩宽，吸气，上体向左侧屈，右臂上提，呼气，还原成预备姿势。左右交替进行。做4×8拍。

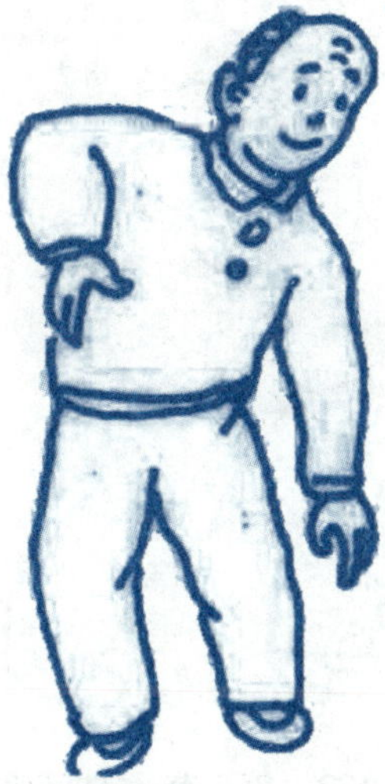

图1-2-31　第6节 体侧屈呼吸运动

第7节：展臂提腿放松运动（如图1-2-32所示）。自然站立，吸气，两臂平举展开如燕子展翅状，同时左腿屈曲提起，呼气，两臂与左腿同时放下成预备姿势。接下来，吸气，两臂平举展开，提起右腿，呼气，两臂与右腿同时放下成预备姿势。做 4×8 拍。

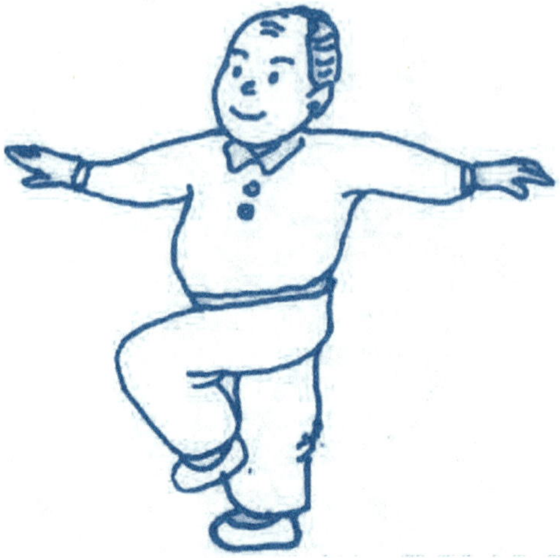

图 1-2-32　第 7 节 展臂提腿放松运动

第 8 节：展体呼吸运动（如图 1-2-33 所示）。自然站立，吸气，左足向前迈出一步，身体重心移向左足，右足尖踮起，同时两臂上举，掌心相对，做展体姿势。呼气，还原成预备姿势。做 4×8 拍。

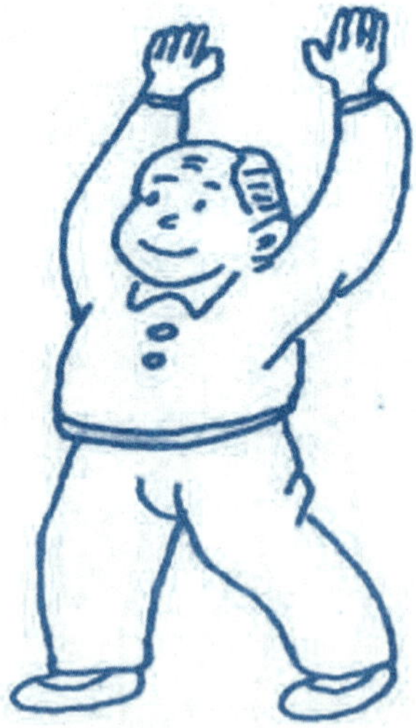

图 1-2-33　第 8 节 展体呼吸运动

第 9 节：展椿运动（如图 1-2-34 所示）。两腿分开与肩同宽，脚尖里勾呈半圆形，吸气，两臂微曲抬起，似抱球状，停留片刻后，呼气，还原为预备姿势，如此反复，做 4×8 拍。

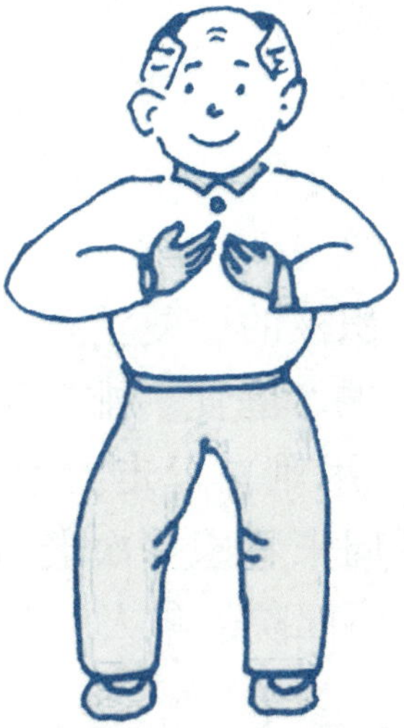

图 1-2-34　第 9 节 展椿运动

第 10 节：原地踏步运动（如图 1-2-35 所示）。平稳站立，左右两腿、脚交替抬起，呼吸自然，放松，踏步频率和高度应适宜。

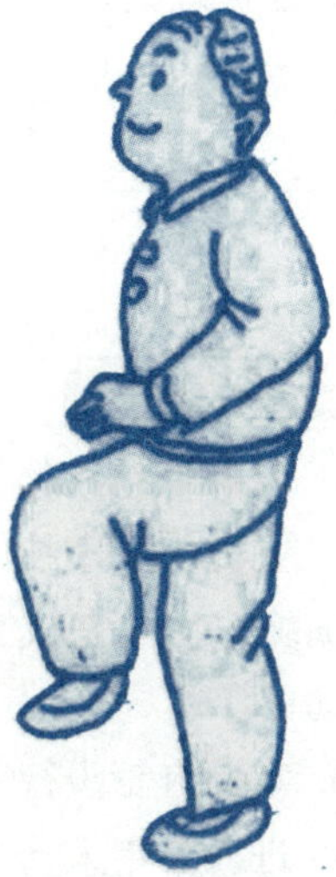

图 1-2-35　第 10 节 原地踏步运动

（七）个体和群体康复计划

1. 个体康复计划

根据认知障碍老年人的躯体、心理、社会情况，制订符合老年人实际情况的个体康复计划，有的放矢地指导老年人进行康复。制订计划时，要注重发挥每一位养老护理技师的主观能动性和特长，护理人员应积极参与。

（1）个人康复计划的制订

案例分析：

周××，女，75岁，入住养老院两个月。三年前因脑梗死跌倒被送医院治疗，在院期间也曾实施积极的康复治疗，但出院后没有坚持康复训练，而存在左侧肢体活动受限。进食、排泄可自理；洗澡、更衣需养老护理技师协助，如厕移动有困难，行走要靠有轮助行器，曾有跌倒发生。有一个女儿在本市，每周来看望一次老年人。老年人对编织和养花感兴趣。因入住时间较短，对同院老年人、职员和环境尚不熟悉（表1-2-1）。

表1-2-1　周××个人康复计划

<table>
<tr><th>姓名</th><th>性别</th><th>年龄</th></tr>
<tr><td colspan="3">短期康复目标：
1. 尽快熟悉环境，与周围老年人和养老护理技师建立良好的人际关系。
2. 独立完成更衣。
3. 安全熟练地借助步行器步行。</td></tr>
<tr><td colspan="3">长期康复目标：
恢复已丧失的功能性活动能力，提高ADL得分，完全适应周围环境。</td></tr>
<tr><td>康复项目：
1. 保持现有的日常生活动作。
2. 更衣训练。
3. 步行训练。
4. 与老年人交谈，了解老年人心理状况。
5. 院内散步。
6. 积极参加群体康复训练。</td><td colspan="2">具体方法：
1. 发挥老年人的最大潜能，尽量自理日常生活。
2. 在养老护理技师的指导下，每日至少进行一次更衣训练，独立完成穿脱圆领衫、开衫及系纽扣等精细动作。
3. 掌握有轮步行器的使用要领并进行平衡能力训练。
4. 进入老年人房间护理时就编织和养花的话题聊天，询问老年人需求。
5. 天气好的情况下每天散步1次，帮助老年人在院内花园中养几种花。
6. 选择性地参加群体康复训练。</td></tr>
<tr><td>责任者</td><td colspan="2">计划制订日期</td></tr>
</table>

（2）个体康复训练的实施

记录个人康复计划实施过程，认真填写康复训练进程表，内容包括个人基本情况、康复项目名称、预想目标、时间、地点、职员指导者等（表 1-2-2）。

表 1-2-2　个人康复训练实施记录表

姓名	性别	年龄
项目名称：		
预想目标：		
地点：		
物品准备：		
时间	内容	进展情况
责任者	实施日期	

（3）个体康复训练的评价

①康复训练是否按计划进行，询问老年人的自我感受；

②观察老年人康复训练的表情、举止、情绪、反应等；

③在实施过程中有哪些困难和阻力；

④对康复训练进程记录表进行客观分析，分析所制订的目标是否合适；

⑤以量化指标进行评价，项目的选择是否达到预期效果。

2. 群体康复计划

群体康复要具有群众性、娱乐性、科学性。以促进群体的共同康复为目的。康复活动中要让老年人消除孤独感，营造良好的康复环境，使老年人之间真诚相待，产生良性互动。开展康复活动一般是在养老机构的俱乐部、活动站，由养老护理技师组织并实施。

（1）群体康复计划的制订

根据群体老年人需求，合理分组，做好年计划：如一些大型的文体活动、运动会、新年联欢会、春游、秋游、中秋联欢、庆祝敬老节、公益活动、歌咏比赛等。做好月计划：如每月组织一次的康复知识讲座、老年人生日会、社区交流会（表 1-2-3）。做好周计划：如太极拳教程、手工制作、帮助做择菜、叠毛巾等力所能及的工作（表 1-2-4）。做好日计划：如日间安排做广播体操、太极拳、散步、球类运动等。另外可借助康复器械进行康复锻炼，如多功能跑步器、定位自行车、划船器、多功能锻炼机等。

（2）案例分析

表 1-2-3　×年×月康复计划表

星期一	星期二	星期三	星期四	星期五	星期六	星期日
					9：00 太极拳 10：00 绘画 14：30 游戏	9：00 体操 10：00 习字 14：30 购物
9：00 太极拳 10：00 康复经验交流 14：30 周活动	9：00 手指操 10：00 绘画 14：30 室内或室外游戏	9：00 体操 10：00 习字 14：30 园林整理	9：00 太极拳 10：00 手工 14：30 游戏	9：00 体操 10：00 唱歌 14：30 棋牌或球类	9：00 太极拳 10：00 绘画 14：30 月活动	9：00 手指操 10：00 习字 14：30 机动
9：00 太极拳 10：00 康复经验交流 14：30 周活动	9：00 手指操 10：00 绘画 14：30 游戏	9：00 体操 10：00 习字 14：30 机动	9：00 太极拳 10：00 健康讲座 14：30 游戏	9：00 体操 10：00 音乐 14：30 棋牌或球类	9：00 太极拳 10：00 绘画 14：30 社区活动	9：00 手指操 10：00 健康讲座 14：30 机动
9：00 太极拳 10：00 康复经验交流 14：30 周活动	9：00 手指操 10：00 绘画 14：30 游戏	9：00 体操 10：00 习字 14：30 园林整理	9：00 太极拳 10：00 手工 14：30 游戏	9：00 体操 10：00 唱歌 14：30 棋牌或球类	9：00 太极拳 10：00 绘画 14：30 月活动	9：00 手指操 10：00 习字 14：30 机动
9：00 太极拳 10：00 康复经验交流 14：30 周活动	9：00 手指操 10：00 绘画 14：30 游戏	9：00 体操 10：00 习字 14：30 机动	9：00 太极拳 10：00 健康讲座 14：30 游戏	9：00 体操 10：00 音乐 14：30 棋牌或球类	9：00 太极拳 10：00 绘画 14：30 社区活动	9：00 手指操 10：00 健康讲座 14：30 机动

责任者：　　　　协助者：　　　　制表时间：

表 1-2-4　×年×月×日至×月×日康复计划表（周计划）

	星期一	星期二	星期三	星期四	星期五	星期六	星期日
9：00	太极拳教程	手指操	体操	太极拳教程	体操	太极拳	手指操
10：00	康复经验交流	绘画	习字	手工制作	唱歌	绘画	习字
11：00	饭前准备操	饭前准备操	饭前准备操	饭前准备操	饭前准备操	饭前准备操	饭前准备操
14：30 15：30	周活动	室内或室外游戏	园林整理	游戏	棋牌球类	月活动	机动
16：00							
17：00	饭前准备操	饭前准备操	饭前准备操	饭前准备操	饭前准备操	饭前准备操	饭前准备操

责任者：　　　　　　　　协助者：　　　　　　　　制表时间：

（3）群体康复训练的实施

按计划组织实施，记录群体康复计划实施过程，认真填写群体康复训练进程表，内容包括康复项目名称、需备物品、预想目标、时间、地点，养老护理技师和老年人参加人数。康复活动中养老护理技师要协调疏导，营造良好的康复氛围，使老年人之间互助互勉，全身心投入到康复训练中，切实达到预想效果。群体康复训练进程记录是不可缺少的（表 1-2-5）。

表 1-2-5　群体康复训练进程记录表

项目名称：		
预想目标：		
物品准备：		
开始时间：	结束时间：	
地点：		
责任者：		
协助者：		
参加人数：		
时间	内容	进展情况
备注		

（4）群体康复训练的评价

①康复训练是否按计划进行，可进行问卷调查收集反馈意见；

②参加人数是多少，积极性如何，有无中途退场情况；

③在实施过程中有哪些困难和阻力，需要改进的地方有哪些；

④对康复训练进程记录表进行客观分析，分析所制定的目标是否合适；

⑤以量化指标进行评价，项目的选择是否达到预期效果。

（八）认知训练的注意事项

（1）选择轻松的训练时间和空间。空间宽敞、明亮，时间合理、充足。

（2）创造和谐愉快的气氛。包括环境和谐而富有情调，照护者本人的情绪要热情，给人以轻松愉快的感觉。

（3）老年人是训练的“主角”，照护者是“配角”，老年人是训练的主体，养老护理技师应起到主导作用。

（4）活动中要与老年人沟通，时刻关注老年人的感受。训练难度适宜。如果训练难度太大，会加重老年人的心理负担，造成不良情绪。

（5）训练时用直观形象化的方式，配以鲜明的色彩，训练效果会更好。

（6）根据记忆障碍类型选择相应的训练方法。如对于人物定向力有障碍的老年人，应选用人物图片进行训练，有地点定向力障碍的老年人，应选用地点图片进行训练。训练时，将老年人熟悉和不熟悉的图片结合起来进行训练，起到记忆提取和再认的训练作用。

（7）充分利用视、听、嗅、触等多种感官刺激。将所需记忆的内容进行意义联系，减少老年人记忆难度，提高记忆的可能性。

（8）养老护理技师应具备足够的耐心，不可催促老年人，应等待老年人回忆和组织语言，缓慢地回答。

二、言语障碍老年人的言语功能训练

语言是人类交流思想的工具，人们通过应用这些语言符号达到交流的目的。当人体患病或脑部功能受损时，就可能出现言语障碍。

言语障碍常见于脑卒中、脑外伤所致脑组织损失和阿尔兹海默病（AD）等疾病导致大脑组织变性。而阿尔兹海默病主要是引起认知障碍而导致言语障碍。对于言语障碍的老年人来说，言语功能训练是促进康复，达到回归社会的这一目标的重中之重。

言语训练的过程是需要养老护理服务人员、患病老年人、老年人家属共同付出努力的复杂过程，养老护理服务要帮助老年人树立信心，相信经过艰苦的付出，一定能提高老年人的言语功能，达到回归社会、提高生活质量的目的。

（一）老年人言语功能障碍的特点

1. 阿尔兹海默病（AD）引起言语障碍的原因

人的语言中枢位于大脑部位，如果大脑损伤，就有可能影响语言的功能。阿尔兹海默病就是这样一种可以影响大脑语言中枢的疾病。

人们在说话、阅读、书写的中枢都要通过大脑皮层的反应，如果大脑皮层的某一区域受到损害，那么就会引起一定的言语障碍，损害的部位不同，言语障碍的表现形式也不相同。认知障碍的老年人因为大脑萎缩、缺血、变性等原因必然导致轻重不一的言语功能障碍。

阿尔兹海默病以智力损伤为主要临床表现，它是一组原发性的大脑变性疾病，言语障碍在疾病早期就可以出现，并随病程进展伴随着不同的症状和表现。早期表现为言语理解、书写、找词困难、命名障碍，属于经皮层感觉性失语、语义性言语混乱。晚期则可能出现语言输出障碍，即无语言表达能力，或仅限于存在模仿、重复，严重时出现完全性失语。

患脑卒中的老年人也会出现失语，常为运动性失语，其病变部位主要是大脑左半球。当此部位受损时，语言神经中枢的传递信号就会出现障碍，导致老年人出现语言混乱的表现，老年人往往会不知道该说什么，出现结巴，或者不知道该怎么表达，但是他的听觉以及理解能力是完全正常的。

言语障碍的分期不同，种类不同，表现也不同，养老护理技师应评估老年人情况，遵照医嘱，采取不同方法进行言语功能的训练。

2. 言语障碍的发病机制

阿尔兹海默病在疾病的发展过程中，并不是所有语言功能同时受损，而是按预期次序发生进行性变化，患病老年人的语言特征在不同阶段也不尽相同。阿尔兹海默病病变多为累及双侧大脑皮层的弥漫性萎缩变性，其部位可广泛累及额叶、顶叶、颞叶等语言功能区，从而出现言语障碍。在病程早期，颞、顶叶区域受损，病程中晚期，病变范围加大，双侧额叶受累，语言损害的症状随之加重。有研究通过 FDG-PET 发现，阿尔兹海默病语义流利性下降与额叶及颞叶代谢减少明显相关，提示其功能下降及结构萎缩变性是阿尔兹海默病语言损害的主要原因。

3. 言语障碍的分类

言语障碍包括失语症和构音障碍。

失语症是指正常获得语言能力后，由于大脑半球言语区损伤所致言语障碍，表现为听、说、读、写的能力障碍。

构音障碍是由于脑损害引起构音器官的肌力减退、协调不良或肌张力改变所致，表现为发音不清、发音音量小等。

言语功能评定主要是通过观察、交流、量表测定以及仪器检查等方法。养老护理技师应充分了解老年人有无言语功能障碍，判断其语言障碍的类型及程度，制订合理的训练计划（见本章第一节）。

4. 言语障碍的临床表现

（1）言语障碍的临床特征

语言改变是皮质功能障碍的敏感指标，阿尔兹海默病患病老年人早、中、晚各期均可能有言语障碍，其言语障碍与认知障碍的严重程度呈正相关，即认知障碍越严重，言语障碍也越明显。

国外学者研究认为，阿尔兹海默病的言语障碍经历以下四个阶段，即命名性失语、经皮质感觉性失语、Wernicke 失语、完全性失语。在早期阶段更多具备流利性失语的特征。

命名性失语：以命名困难为表现的失语，即能够说出物体的性状、用途，但说不出名称，对名称的对错能判断，能复述，或经提示能说出，但片刻后忘记，不再能正确说出。

经皮质感觉性失语：一般患病老年人能够流畅地表达口语，但是其意义不明，有很多新的词汇、自创性词汇，语量很多，但表达意义空洞，模仿言语是其突出的特点，老年人有严重的口语理解障碍，无法听懂别人表达的意思。

Wernicke 失语：也称感觉性失语症，此时老年人听力正常，但听不懂别人及自己说的话，严重时会答非所问，老年人常滔滔不绝地独自说个不停，但用词混乱，使人无法理解。老年人对自己的病态毫无觉察。障碍较轻时，老年人对别人的言谈可部分听懂，但常发生错误。往往同时伴有失读症和失写症，但不如口语理解和表达障碍那样严重。

完全性失语：是最严重的一种失语类型，所有言语功能都有明显障碍。

在阿尔兹海默病的早期，患病老年人有轻度的视觉言语理解障碍，或有不同程度的命名、复述、听理解、书写障碍，这些早期的语言特点对阿尔兹海默病早期诊断及鉴别有很大帮助。

在阿尔兹海默病的中期，言语障碍的特征类似于经皮质感觉性失语。

在阿尔兹海默病的晚期，患病老年人的言语障碍从经皮质感觉性失语向 Wernicke 失语过渡，语言的流畅性仍然相对保持，而听、说、读、写等语言功能全部严重受损，特别是书写功能逐步丧失。

（2）言语障碍的不同表现

①口语表达障碍

疾病早期最常见的就是找词困难、命名不能。认知障碍的老年人可表现出找词困难、词不达意，不能构成语句，或使用过多的解释话语。

尽管患病老年人的口语量减少，但仍保留基本正确的文法。除找词困难外，出现口语的冗赘空洞，命名困难。随着病情向中度进展，老年人词量明显减少，命名困难将会更加突出，有时常用的物品或亲属的名字也无法说出。如将“帽子”说成“袜子”，将“儿子”说成“宝宝”等等，此为典型的命名不能。

疾病中期语义方面发生进行性损害，出现明显词义错误。病情发展到中重度，患病老年人的语言社交能力也严重受损，找词困难会更严重。与患病老年人交谈时，对方常不能从其谈话中理解其连贯的思路，自发言语会愈加空洞，词量明显减少，不能正确命名更加突出，同时出现严重的错语（表 1-2-6）。

表 1-2-6 口头言语障碍的进行性变化

阶段	语言障碍变化特点
早期	空洞冗赘的自发语言，找词困难，轻度命名不能。
中期	命名不能，错语明显，理解障碍，流利性失语，难以进行交谈。
晚期	严重错语，重复语言，模仿语言，词尾重复，构音障碍（不可理解的声音），最后缄默（无任何语言交流）。

②听理解和阅读理解障碍

常见于感觉性失语，口语理解进行性受损，老年人听力正常，但不理解他人和自己的言语，老年人语量较多，常自言自语，语句错误，缺乏逻辑。随着听、说、理解能力的下降，会出现答非所问，交流能力下降。逐渐发展为不能交谈，甚至发出不能理解的奇怪的声音。

老年人不能发觉自己讲话的错误，即不知道自己在讲什么，别人也不理解他要讲什么，因此老年人常苦恼别人听不懂他的话。患病老年人不能对指令或提问做出正确反应。会出现复述障碍、阅读障碍等。

③复述障碍

复述功能相对保留，直到晚期才受损，可有各种明显的重复障碍，如：模仿语言，即重复检查者对其说的词组；重语症，即为老年人一遍遍重复自己说的词和词组；词尾重复症，即老年人重复对方所说的句子的最后一部分。患病晚期，声音减低，老年人说的话，别人根本听不到，严重时发出的重复声音听起来不像语言，最终可发生完全缄默（完全不讲话）。

④发音、语调、句法相对保留

认知障碍老年人的言语的发音、语调、语法结构会相对保留到晚期，在病后的大部分过程中，产生言语的人体器官，如声带、发音相关的肌肉、咽喉结构仍正常，直到病情的终晚期才发生口吃或含糊的咕噜声。

⑤语义方面进行性受损

随着患病老年人认知障碍的加重，语言的实用内容逐渐减少，且不适当地加入无关的词汇，有时老年人会不断地变换语言主题。

⑥书写障碍

书写障碍与自发谈话障碍可能会同时发生，也可能比口语表达和听力理解障碍出现的要晚得多。如果阅读中枢受损，则表现为失读，即视力正常，能看见字，但因阅读和理解障碍，不能辨认出文字的意思，轻者可以读出文字，但语义错误。

5. 认知障碍不同阶段的言语障碍

认知障碍严重程度是影响语言障碍最严重的影响因素，随着老年人认知障碍病情的加重，语言功能逐渐衰退，最终缄默不语。表中列出了不同阶段阿尔兹海默病患病老人的言语障碍特点（表 1-2-7）。

表 1-2-7 不同阶段阿尔兹海默病患病老年人的言语障碍特点

	早期	中期	晚期
自发语言	基本正常，偶有找词困难	语量稍减少，语调正常，无发音障碍，说话不费力，有文法，无错语，有找词困难，谈话不切题，缺乏逻辑关系	语量进一步减少，语调正常，说话不费力，出现无文法，错语，找词困难。模仿语言，重复语言，谈话严重不切题，答非所问，缺乏逻辑关系，信息量明显下降
复述	词或者短句子完全正常，长句子及无意义短句子有困难	异常，与听理解呈比例	明显下降
命名	词命名出现轻度障碍	轻度-中度障碍	严重受损
听理解	大致正常，对复杂的口头指令的反应偶有困难	异常，与复述呈比例	明显衰退，与复述衰退呈比例
阅读	基本正常	阅读理解障碍显著	严重受损，朗读和阅读理解均受损
书写	较早出现构字障碍、字词错写	出现障碍	完全丧失

（二）老年人言语功能训练的方法

1. 老年人言语训练的方法

（1）言语肌肉训练

①在言语训练开始前，要先做发音器官和肌肉的放松练习，降低言

语肌的紧张度；

②做喉部按摩、上颚、颊舌部的冰刺激；

③呼吸功能的训练，用鼻吸气，逐渐增加呼气时间；

④然后做发声动作练习，如鼓腮、舌的上举和下压、卷舌、上颚和声带的发音练习。

（2）构音障碍训练

①口唇的运动训练：指导老年人鼓腮、抿嘴、吹蜡烛等动作，反复进行；

②舌的运动训练：首先指导老年人尽量将舌往外伸，然后舔唇，将舌向外、向上、外下、外左、外右运动，由慢到快；

③软腭抬高训练：将口张开，舌向外上翘，反复多次练习发出“啊”音；

④语言训练法：进行发音器官运动训练并反复训练发“啊”音以后，开始练习发“衣”“乌”“鱼”几个元音。最后过渡到发单音节、单词、词汇、句子等，并反复训练；

⑤针对性语言训练：重点放在语言训练上，轻者采用口语训练，如试着说绕口令，逐渐加快速度，以增加难度。重者着重练习发准音，如“啊”“哈”“八”等。

（3）失语症训练法

①视图训练法

养老护理技师和老年人“一对一”进行语言练习，准备图片 25 张，包括食品、人物、日常用品类、植物类等。图片都与老年人生活密切相关。养老护理技师手持卡片，让老年人看见图片并读出其内容，反复进行，每周进行评定。

②语言强化训练

利用人的生物反馈调节，采用刺激—反应—刺激的方式，给予正确的语言强化训练。鼓励老年人多说，不用担心是否说错，如发音不正确及时纠正。对于能发双音节的老年人，养老护理技师要启发老年人说出相关词或短句，必要时可让老年人用较快的速度重复说一句话。

③配合动作训练

动作训练可激发动作名词在大脑中的记忆，起到很好的训练效果。

如进餐前，可将食物放在老年人面前，反复强调“吃饭”“拿筷子”“夹菜”等词语。养老护理技师在帮助老年人进行肢体被动运动时，可以同时配合言语训练，例如在上肢康复训练时，反复强调“上举手臂”，同时让老年人跟着说“上举手臂”，如此通过动作来记忆词语，达到融会贯通的作用，起到加速语言功能恢复的目的。

2. 发音训练的前期预备训练

（1）预备动作

预备训练是针对与发音活动有关的器官进行功能训练。目的是活动参与发音的肌肉群和关节，打开咽喉部位，使声带摩擦，为发音练习做好充分准备。

①口腔、颜面肌、颈部屈肌的张力控制和肌力强化、下颌关节活动度训练及舌运动训练；

②屏气、发声运动、构音训练、呼吸训练、咳嗽训练；

③咽部冷刺激与空吞咽训练：使用冰冻的棉棒，轻轻刺激软腭、舌根和咽后壁。然后嘱老年人做空吞咽动作。寒冷刺激能有效地强化吞咽反射，反复训练可诱发咽喉部肌肉的力量，按摩声带（图 1-2-36）。

④门德尔松（Mendelsohn）手法。此法主要用于提升咽喉部，以利于吞咽和发音。让老年人做空吞咽并保持喉部上抬的位置，吞咽时用舌部抵住硬腭，屏住呼吸，保持数秒，让老年人用食指置于甲状软骨上方，中指置于环状软骨上感受喉部上抬（图 1-2-37）。

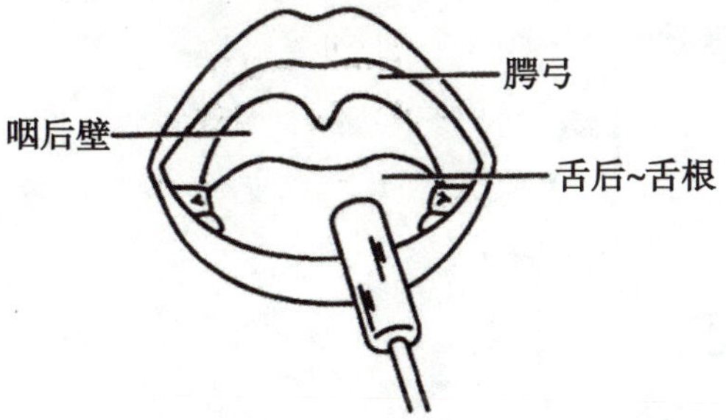

图 1-2-36　咽部冷刺激

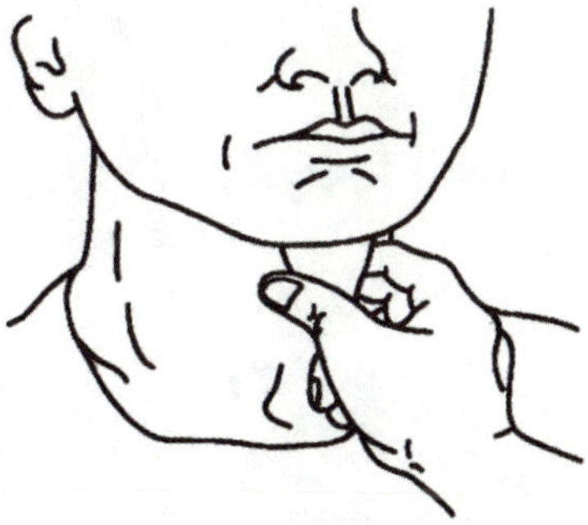

图 1-2-37　门德尔松手法

（2）吞咽（发音）体操

吞咽体操是结合吞咽动作设计的，同时也作为发音训练的准备环节使用。吞咽体操包括 9 节。

第 1 节：深呼吸。全身放松，进行深呼吸，气息从鼻子吸入，再从口中缓慢吐出；

第 2 节：头部运动。头颈部旋转侧屈，头部依次做低头、仰头、左侧倒、右侧倒运动（图 1-2-38）；

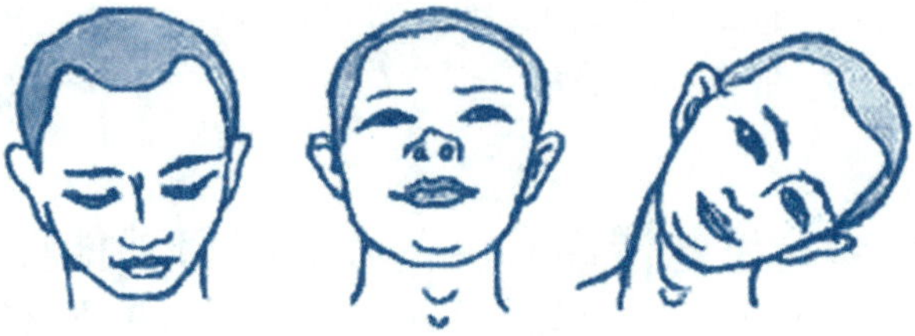

图 1-2-38　头部运动

第 3 节：肩部运动。两手自然下垂，坐位时两手放至大腿上，做耸肩—放下运动（图 1-2-39）；

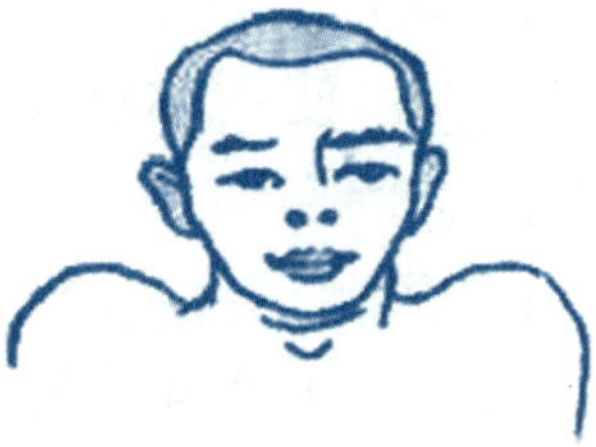

图 1-2-39　肩部运动

第 4 节：上肢运动。两手缓慢上举，反掌，手心朝向天花板，停顿数秒，放下（图 1-2-40）；

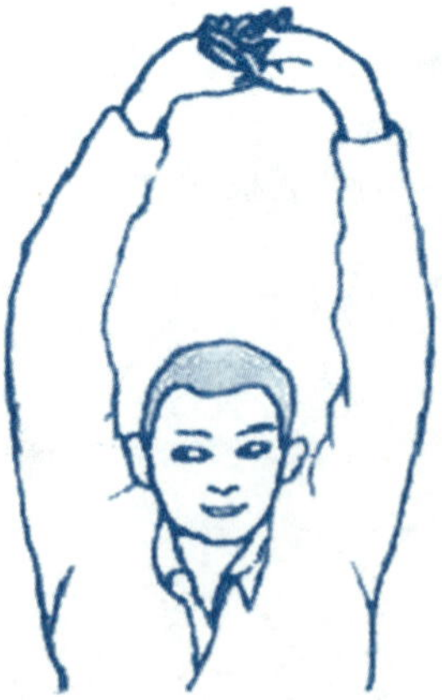

图 1-2-40　上肢运动

第 5 节：面部运动。做鼓腮、缩腮运动（图 1–2–41）；

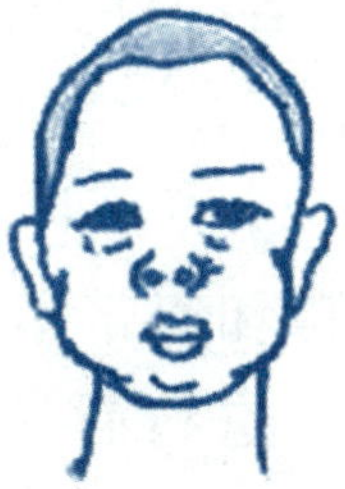

图 1–2–41　面部运动

第 6 节：口部运动。口尽量张大，停顿 3 秒，再做紧闭动作，停顿 3 秒（图 1–2–42）；

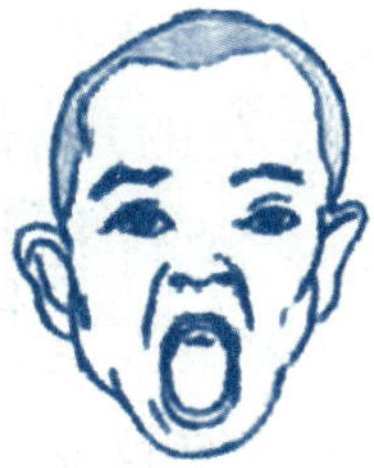

图 1–2–42　口部运动

第 7 节：发声运动。构音训练，口唇收圆，发“乌”三次，接着发“一”三次，如此反复，接下来，发 pa、pa、pa；la、la、la；ka、ka、ka。发数次后，发 pa、la、ka 音；

第 8 节：舌部运动。舌头尽量向外伸出，向前伸、向左伸、向右伸，如此反复（图 1–2–43）；

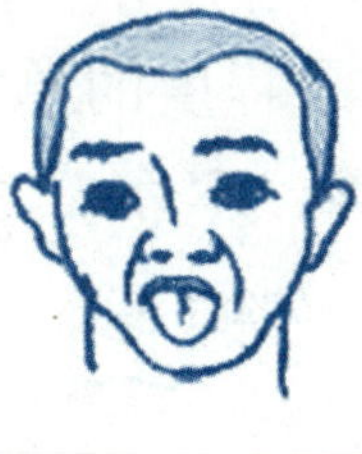

图 1–2–43　舌部运动

第 9 节：踏步、深呼吸，整理动作。

3. 言语障碍康复训练的实施

早期进行言语康复训练对阿尔兹海默病老年人非常重要。多数老年人经过康复训练可获得不同程度功能恢复，但恢复程度与患病老年人病情、年龄及能否主动配合等因素有关。

（1）言语障碍表现类似于运动性失语的康复训练，应以语音训练为主。

①进行肌群运动

先要进行舌肌、面肌、软腭和声带运动的训练，使这些参与语音的肌肉充分活动开。具体办法是：进行唇、舌、齿、软腭、咽、喉与颌部肌群运动，包括缩唇、叩齿、卷舌、鼓腮、咳嗽、清嗓子、空咽动作、嚼口香糖等活动。

②进行发音训练

先练习易发或能够发的音。发单音后训练发复音，教患病老年人先做吹的动作，紧接着发“p”音，口唇用力，从圆缩过渡到拉平。对于不能随意支配自己唇舌发出想要发的声音的失语老年人，在训练开始时，先教会老年人通过口形及声音支配控制自己的舌头而练习发音。即养老护理技师先做好口形，随后，由养老护理技师发音做出示范，指导老年人发出正确的声音。为了纠正发音错误，可以通过照镜子让老年人观察自己的口形，或通过录音机（手机的录音功能）将自己的发音与正确的发音做比较，继而纠正。

③字、词、句子的训练

先进行单音训练，如 a、ka、ta、ba、ha、pa 等，一周后逐步进行字、词等的训练，由无意义的词过渡到有意义的词，逐渐再到短语、句子。如：你—你吃—你休息—你吃饭后休息，最后形成一个整体句子。

④复述训练

根据老年人情况，选择难易程度的单字、词汇、短句，让老年人复述，如：单字：1、2、3、4 等，双字：苹果、李子、栗子、西瓜。短句：我的名字是××，让老年人复述。

⑤命名训练

以图片或实物呈现在老年人面前，拿出一张图片或一种物品，让老年人说出是什么，即说出所展示物体的名称。

⑥进行词句训练与会话

训练时，先给老年人一个字，让其组成各种词汇造句并与其进行会话交流。如：呈现一个“唱”字，让老年人组成“唱歌”，然后说：“我喜欢唱歌”。

⑦听觉言语刺激训练

养老护理技师发出声音指令，让老年人按照指令去做，如：“爷爷，请您在这几张照片中找出您的女儿。”

⑧阅读训练

将适合患病老年人发音的生活用语录音。让患病老年人跟读、阅读，反复进行语言刺激。

（2）言语障碍表现类似于感觉性失语的康复训练，应以提高理解能力训练为主。

①视觉逻辑法训练

感觉性失语症患病老年人的训练要比运动性失语困难些，如给患病老年人端上脸盆，放好毛巾，并对患病老年人说“洗”。患病老年人虽不理解“洗脸”二字之义，但从逻辑上他会理解你是让他洗脸。如此反复进行多日，就会使患病老年人语言与视觉结合起来，以期待言语功能得以康复。

②认知功能的训练

患病老年人以认知缺陷为特征，言语障碍的同时伴有认知障碍、行为能力障碍，故言语训练应该与认知功能训练、行为能力训练同时开展，由专业人员制订个体化的训练计划，几个环节相辅相成，不能脱节，切忌孤立进行。

（3）计算机辅助训练

近年来，随着科学技术的发展和计算机的应用，计算机技术辅助言语训练技术也受到广泛重视并得以实际应用。它具有形象、生动多元等诸多优点，可针对不同阶段、不同类别、不同文化背景的患病老年人设计出不同的程序和软件。通过观察阿尔兹海默病老年人训练前后的情况，研究人员发现，计算机辅助认知训练可提高患病老年人的语言功能和认知能力。用计算机软件辅助认知训练具有良好的发展前景。

（4）益智活动

多动脑是有助于预防认知障碍的。研究表明，智力活动可以帮助改善记忆，延缓与年龄有关的智力衰退。可以带领老年人做一些益智活动，学习新的技能，做一些有挑战性的事情如智能手机的微信 APP 的应用、支付宝 APP 缴费的应用等，都可以让老年人尝试。除此之外，读书看报、朗诵诗歌，都是有助于预防认知障碍的好方法。

老年人要多参加社会活动、多与人交往、多培养兴趣爱好，对于预防认知障碍、改善心情、保持乐观心态都有积极的作用。

4. 言语训练的注意事项

（1）首先养老护理技师要与老年人建立一种良好的关系，使老年人以一种积极心态配合治疗和训练。

（2）评估老年人健康状态、配合程度，评估能否完成训练，有无危险性。训练前要充分评估老年人的认知障碍程度、性格特点、文化程度，采用个体化的训练方法，做到因人施训。

（3）失语症的表现是多种多样的，言语训练时要根据不同的人采取不同的手段。

（4）根据老年人的社会角色及每天的生活情景，灵活选择不同的训练内容。

（5）养老护理技师应给予老年人正向的鼓励，调动老年人的积极性。老年人成功时及时表扬，失败时不要训斥老年人，也不要表现出不满，告诉老年人您肯定行，增强老年人的自信心。

（6）要鼓励老年人将基础训练中学到的动作有意识地加以利用，以期达到发音的好转和康复。

（7）训练与日常生活需要、社会需求相联系，相辅相成，不能脱节。

（8）做好老年人的心理照护，避免自卑、孤独的心理状态。

第二章　老年人照护评估

随着年龄增长人体会逐步老化，老年人的健康问题越来越受到重视。人体由于衰老或疾病导致的躯体功能下降以及自理能力会逐渐丧失，但通过良好的照护可降低甚至避免不良后果的发生。老年人能否获得良好的照护，前提是对老年人进行照护评估，通过照护评估可以帮助照护机构、老人家属或相关养老护理技师及时发现老年人的各种健康问题，在照护过程中有针对性地加强观察和照护，从而延缓或阻止相应病症以及并发症的发生。

第一节　老年人能力评估

一、老年人能力评估的目的和意义

（一）评估的目的

随着老年人预期寿命的延长，大多数老年人面临各种慢性疾病的困扰，三分之二以上的老年人有两种以上的老年病或慢性疾病。老年人随着年龄增长，各器官系统功能也会发生退化，继而出现一系列非特异性的症状和体征。这些症状和体征有可能损害老年人的日常生活能力，以至于影响老年人的生活质量。例如认知障碍、跌倒、二便失禁、视力障碍、听力障碍、低体重指数以及心脑血管疾病导致的症状和体征等。

多学科团队对老年人进行能力评估，其目的是掌握老年人罹患疾病情况以及精神和躯体功能障碍等衰弱问题，对此制定相应干预措施，最大程度保障老年人健康。对老年人进行照护服务，需要对老年人进行评估，包括身体、认知、情绪、社会能力、环境以及精神等影响老年人身心健康的诸多方面。

（二）评估的意义

老年人能力评估的意义在于多学科团队通过系统的评估，筛查并识别出老年人个体的健康问题、照护问题，从而带来更好预后和相应的照顾。较为科学的评估方法是通过各种量表。例如：多维功能评估问卷（OMFAQ）；综合评估量表（CARE）；日常生活能力（ADL）的 Katz 量表；测量步态和平衡的 Tine 量表；测量认知功能的简易精神状态量表（MMSE）；测量情绪状态的老年抑郁量表（GDS）等。通过对老年人在疾病、心理、社会、生存环境和功能状态等方面所具备的能力和存在的问题的评定，便于制定完善的预防保健、疾病照护、长期照护以及安宁疗护等方面的措施，引导老年人以积极的心态应对老化相关问题，做出适当的自身调整，以保障身心健康，安享晚年。

二、评估的定义及目标人员

（一）评估的定义

评估是有计划、有目的、有系统地收集服务对象资料的过程。根据收集到的资料信息，对服务对象和相关情况作出大致的照护需求评定，也是照护活动的基本依据。评估是整个照护计划的基础。老年人的常见健康问题，往往不是由单一的器官或者系统的变化所致，而是多种原因相互交织而出现的老年综合征。老年综合征包括了以下临床情况：认知障碍、谵妄、失禁、营养不良、跌倒、步态异常、压疮、睡眠障碍、感知异常、衰弱和头晕等。这些问题严重影响老年人生活质量，造成老年人的失能、失智。

通过评估，做好老年人的健康管理及日常照护。它需要评估所有涉及老年人健康的问题，包括身体、认知、情感、社会、经济、环境和精神因素。以改善并维持老年人自我生活照顾能力为最终目的。通常需要多个经过培训的专业评估人员共同参与完成。

（二）目标人员

包括需要入住养老机构的老年人；在养老机构中存在病情变化的老年人；特定时间节点需要再次评估的老年人；家庭中需要照护服务的老年人等。

（三）老年评估团队架构

评估团队的主要成员包括老年科医师、护士和社工。除此之外，评估团队成员还可以增加精神科医师、心理治疗师、营养师、理疗师、药剂师等人员加入。

1. 评估团队的组成

第一类：为老年人入住养老机构、社区服务机构以及提出需求的家庭成员中的老年人进行评估的专业第三方评估团队。主要工作任务是通过完成对老年人评估，选定适合入住的养老机构并提出建议，以及对家庭照护中的老年人提出重点照护方面的建议。

第二类：在养老机构中从事老年人医疗照护及生活照护的专业评估团队。主要工作任务是完成对已在本养老机构中生活的老年人进行定期评估，以便调整照护计划。

第三类：直接照护老年人的经过评估培训的照护人员团队。主要工作任务是对本部门需要照护的老年人在发生异常病情变化、行为变化、情绪变化以及自理能力变化等方面进行有针对性的即时评估，以确定调整照护计划及照护措施。

2. 评估实施步骤

评估实施涉及老年人健康管理多个方面的评估内容，由评估团队的成员共同完成。主要包括以下五个步骤：

（1）收集资料。包括老年人一般情况以及通过各种量表完成评估老年人存在的多方面健康情况等。

（2）与老年人和/或养老护理技师共同完成基于评估结果而制订的照护计划。

（3）照护计划实施中发现新的健康问题而开展的即时评估。

（4）对老年人实施照护计划，根据其结果反映出的问题，修改计划。

（5）再次评估或即时评估后的修改照护计划。

完整实施以上步骤是保证成功完成评估并使老年人达到最好健康状态的必要条件。

3. 评估工具

获得真实、有效的信息数据，对于评估结果至关重要，规范和便捷的评估工具可以减轻评估人员初始评估的负担。对老年人或者家属进行问卷调查及评估量表调查是一种既能节约时间又能获得大量信息的有效方法。这些问卷不仅可以采集常规病史，例如老年人基本情况问卷的内容包括既往患病情况、用药史、社会背景以及既往健康情况回顾，还能获得老年人某一方面特定的所需信息，例如：执行功能任务的能力以及对外界帮助的需求；跌倒情况；失禁情况；疼痛情况；社会支持的来源，包括来自家庭或朋友；抑郁症状；视听障碍；老年人医疗及保健服务情况。

三、评估内容及操作

评估的核心内容包括：功能状态；跌倒风险；认知功能；情绪状态；用药风险；社会支持；经济状况；治疗照护需求；营养状况/体重变化；失禁状况；视力/听力情况；一般情况等。

（一）老年人衰弱的筛查

1. 疾病状态

老年人中大约三分之二患有两种或以上的慢性疾病。多种疾病于一身造成不良的身体状况，包括功能受限、失能衰弱、生活质量下降、疾病并发症甚至死亡等。应通过询问的方式了解老年人目前的医疗情况，这是最基本的评估。

2. 躯体功能

躯体功能是指对日常生活中各种活动的执行能力。躯体功能直接受健康状态的影响，尤其是与老年人的生活环境和社会支持密切相关。躯体功能的改变（例如不能独立完成洗漱、进食、排便等），提示需要做好进一步的评估。将有利于提供疾病诊治需求信息及监测方向以及据此制订长期照护计划。

（1）日常生活活动能力（Activity of Daily Living，ADL）：老年人的功能状况可以由以下三方面来评估：基本日常生活活动能力（Basic Activity of Daily Living，BADLs），工具性日常生活活动能力（Instrumental or Intermediate Activities of Daily Living，IADLs）以及高级日常生活活动能力（Advanced Activities of Daily Living，AADLs）。

①BADLs：BADLs 指的是自我照护的执行能力，包括：洗澡、穿衣、如厕、控制大小便、整理个人仪容、进食和移动。目前用于 BADLS 的常用评估工具主要包括 Barthel 指数（Barthal Index）和 Katz 指数（Katz Index）两种。Barthel 指数主要针对慢性病老年人的 ADL 能力进行评定，方法简单，可信度及灵敏度高，应用广泛。Barthel 指数结果判定标准为：满分 100 分，<20 分为极严重功能缺陷，生活完全依赖；20–40 分为大部分生活需要帮助，40–60 分为生活需要帮助；>60 分为生活基本自理。Katz 指数评定方法将 ADL 由难到易分为 6 项：洗澡、穿衣、如厕、转移、大小便控制和进食，并将功能状态分为 6 个等级，从完全自理到完全依赖（见表 2–1–1）。

表 2–1–2 Katz 日常生活活动能力指数评价量表

功能状态	内容	评分	其他资源
日常生活活动能力（ADLs）	洗澡、穿衣、如厕、移动、大小便的控制、进食	不需要帮助，独立完成；能完成但比较困难；不能独立完成	
工具性日常生活活动能力（IADLs）	使用电话、购物、准备食物、做家务、洗衣服、使用公共交通工具或者驾驶、服药和处理财务	能独立完成；不能独立完成	
视力障碍	由于视力原因，即使配戴了眼镜，你在驾驶、看电视、阅读，或者其他日常活动时有困难吗？	回答是则表示阳性	Snellen 视力表
听力障碍	你的年龄超过 70 岁了吗？	1 分	Audioscope
	你是男性吗？	1 分	
	你的文化程度低于高中文化吗？	1 分	
	你曾经因为听力问题看过医吗？	2 分	
	没有助听器，如果有人在对面房间对你低声说话，在看不见脸的情况下，你能听见并理解对方所说的话吗？	如果回答“不”，1 分	
	没有助听器，如果有人在对面房间用正常音量说话，在看不见脸的情况下，你能听见并理解对方所说的话吗？	如果回答“不”，2 分	
		总分≥3 分，结果判断为阳性	
尿失禁	你有没有尿失禁的症状并且非常困扰你，以至于你想知道怎么才能够治疗它？	回答“是”则为阳性	

续表

	内容	评分	其他资源
营养不良	在过去 1 年里，你的体重下降了吗？	体重下降 5%则为阳性	
步态、平衡、跌倒	在过去的 12 个月里，你跌倒的次数达到两次及以上吗？	如果回答“是”则为阳性	
	自从最近一次看了医生后，你曾跌倒并受伤过吗？		
	有没有因为平衡或者行走问题使你担心跌倒？		
认知问题	三项回忆测试	<2 项则为阳性	
	画钟试验	有以下任一错误都判为阳性：时间错误、无指针、数字缺失、数字重复、拒绝测试	
居家环境问题	居家安全检查清单		

评分说明：6 分：最高分，说明老年人生活完全自理；0 分：最低分，说明老年人日常生活呈完全依赖状态。

②IADLs：IADLs 指完成家庭基本活动的能力。包括：购物、驾驶或使用公共交通工具、使用电话、做家务、家庭维修、备餐、洗衣、服药、管理财务。目前 Lawton 量表广泛用于工具性日常生活能力的评估（表 2-1-2）。其结果判定标准：总分为 8 分为正常；6-7 分为轻度依赖；3-5 分为中度依赖；≤2 分为严重依赖。

③AADLs：AADLs 个体差异较大，包括社会、社区和家庭角色的执行能力以及娱乐活动和作业任务的参与能力。AADLs 中一些例如老年人活动锻炼和闲暇时的体力活动能够通过标准的工具测量，AADLs 概念较为宽泛，开放式的问题能更好地对老年人的功能状态进行评估。

（2）步行速度：步行速度是预测老年人功能下降和死亡率的独立危险因素。评估老年人步行速度，其结果可判断老年人是否需要进一步进行跌倒风险的评估。除此之外，通过评估步行速度还能够筛查出不能从无症状慢性疾病治疗中获益的衰弱老年人。例如：只有在步行速度≥0.8m/s 的 65 岁及以上的老年人中，血压的增高与死亡风险增加有关。

表 2-1-2　Lawton 工具性日常生活活动能力评估量表

活动	分值	活动	分值
使用电话能力		**洗衣服**	
1. 主动拨打电话；查找电话号码并拨号	1	1. 自己清洗所有衣服	1
2. 拨打常用电话号码	1	2. 只清洗小件衣物	1
3. 能接听电话但不能拨号	1	3. 完全依赖他人	0
4. 完全不能使用电话	0	**乘坐交通工具**	
购物		1. 独立乘坐公共交通工具或者驾车	1
1. 独立完成所有购物需求	1	2. 能够搭乘出租车但不能搭乘大众交通工具	1
2. 独立购买小件物品	0	3. 有人陪伴的情况下能搭乘大众交通工具	1
3. 每次购物都需要人陪同	0	4. 在他人的陪伴下仅能搭乘出租车或汽车	0
4. 完全不会上街购物	0	5. 完全不能出门	0
烹调食物		**服用药物**	
1. 独立计划、烹调和摆设一餐食物	1	1. 能够在正确的时间服用正确剂量的药物	1
2. 如果准备好一切食材，可以烹调餐饭菜	0	2. 如果事先准备好，可以自己服用	0
3. 会将已做好的饭菜加热	0	3. 完全不能自己服药	0
4. 需要别人把饭菜煮好、摆好	0	**处理财务能力**	
从事家务		1. 独立管理财务（付账、去银行等）	1
1. 能做较重的家务，如搬动沙发、擦地板、洗窗户	1	2. 可以管理日常的购买，但是需要他人帮助去银行或者大宗购买	1
2. 能做较简单的家务，如洗碗、叠被子	1	3. 完全无法管理财务	0
3. 能做家务，但不能达到可被接受的清洁程度	1		
4. 所有家务都需要别人协助	1		
5. 完全不能做家务	0		

评分说明：每一类活动都勾出最接近老年人最好功能状态的选项（1 分或者 0 分）；总分在 0 分（依赖，日常需要有人帮助）到 8 分（完全独立，日常生活不需要别人帮助）之间波动。

（3）跌倒和移动

当老年人发生跌倒，导致骨折，继而卧床制动，生活质量明显降低。应定期询问了解老年人近来发生跌倒的情况。发生了跌倒的老年人应该进行以下评估：回顾跌倒发生时的环境情况、生命体征的测量、视力测试、认知评估以及步态和平衡能力评估等。养老护理技师还应回顾老年人的用药情况，寻找可能导致跌倒的危险因素，特别是镇静药物和精神科用药。进一步了解居住设施的安全性。常用跌倒风险评估工具Morse跌倒评估量表（表2-1-3）。

表2-1-3　Morse跌倒评估量表

项目	评分标准	MFS分值
近3月有无跌倒	无：0　　有：25	
多于1个疾病诊断	无：0　　有：15	
步行需要帮助	否：0　　拐杖、助行器、手杖：15	
	轮椅、平车：0	
接受药物治疗	否：0　　是：20	
步态/移动	正常、卧床不能移动：0	
	虚弱：10　　严重虚弱：20	
精神状态	自主行为能力：0	
	无控制能力：15	
总得分		

危险程度	MFS分值	措施
零危险	0-24	一般措施
低度危险	25-45	标准防护跌倒措施
高度危险	>45	高危险防治跌倒措施

3. 情绪障碍

老年人患有抑郁症将严重影响健康状况，出现内心痛苦、功能障碍，甚至增加死亡率。抑郁症由于日常表现不典型，或者已有认知障碍症状，常常会掩盖抑郁症，因此不易分辨。一种健康9项问卷（PHQ-9）（表2-1-4）在抑郁的筛查和诊断方面都有良好的灵敏度和特异性，条目简洁、操作方便更适合老年人群的抑郁筛查。

表2-1-4 PHQ-9 抑郁问卷

姓名：	日期：			
过去的两周，你是否受到以下问题困扰？	一点儿也不	有几天	超过一半的时间	几乎每天
对周围任何事情缺乏兴趣	0	1	2	3
沮丧、抑郁或者无望	0	1	2	3
入睡困难，或者嗜睡	0	1	2	3
疲乏，没有活力	0	1	2	3
胃口差或暴饮暴食	0	1	2	3
觉得自己很失败，或者让家人失望	0	1	2	3
专注度下降，比如读报或者看电视	0	1	2	3
引人关注的行动或者语速变慢；或者情况相反，烦躁不安导致过多的活动	0	1	2	3
认为死亡比活着好，或存在自伤行为	0	1	2	3
总分				

PHQ-9分值≥10分：可能存在较为严重的抑郁。抑郁分值范围：5-9：轻度；10-14：中度；15-19：中重度；≥20：重度

4. 认知功能

认知症的发病率随着增龄而逐渐增加，尤其是在85岁以上的老年人，当出现“健忘”“糊涂”等表现，应进行认知功能的评估。认知功能的评估包括完整的病史、简短的认知筛查、详细的精神状态评估、神经精神测试、抑郁评估，必要时告知家属积极就医进行脑部影像学检查（CT或MRI）以明确诊断。已知存在认知障碍的老年人应该定期进行认知功能评估。常用的认知评估工具是简易智能状态评估量表（the Mini-Mental-State Exam，MMSE）。MMSE所测试的认知功能内容包括：定向能力、回忆能力、注意力、计算能力、语言能力以及构建能力。

5. 多药共用

老年人因多种疾病集于一身，常会就诊于医疗机构不同科室，出现多种药物共用问题。多种药物共用有可能由于药物之间相互药效叠加或拮抗作用以及不良反应而增加将老年人用药风险。监测老年人多药专用问题的较好方法是提醒老年人每次就诊时带上目前的所有使用药物的包装。

6. 社会支持

社会支持包括客观方面的物质上的直接援助、社会网络、团体关系的存在和参与，如家庭、婚姻、朋友、同事等。主观方面是老年人个体体验到的情感上的支持，主要指个体在社会中受尊重、被支持、被理解的情感体验和满意程度。

7. 营养评估

老年人营养不良与死亡率增加密切相关。体重监测与食欲的改变结合起来评估老年人营养状况是较为可行的评估方法。微型营养评估（Mini Nutrition Assessment，MNA）（表 2-1-5）工具可用于帮助筛查出需要进行营养支持和养老机构中老年人营养状况。对于在最近 1 年时间里体重下降超过 10%的老年人更需要查找营养不良的原因，包括潜在的疾病和药物因素、口腔问题、食物安全、与进食相关的功能状态、食欲及摄入吞咽能力以及饮食限制等。新版 MNA 由两个部分构成，涵盖了整体评定、主观评定、人体测量、膳食调查等几个方面。营养筛查第 1 部分由 6 个条目组成；第 2 部分营养评估由 12 个条目组成。临床分两步进行，对那些有高风险的老年人（第一部分得分≤11 分），可进行进一步的营养评价，以确定营养不良的程度并有助于制订最佳的营养治疗方案（表 2-1-6）。

表 2-1-5　微型营养评估（Mini Nutrition Assessment，MNA）

新版 MNA 第一部分

	筛查内容	分值
A	既往 3 个月内，是否因食欲下降、咀嚼或吞咽等消化问题导致失误摄入量减少？ 0＝严重的食欲减退；1＝中等程度食欲减退；2＝食欲减退	
B	最近 3 个月内体重是否减轻？ 0＝体重减轻超过 3 千克；1＝体重减轻 1-3 千克；2＝无体重下降；3＝不知道	

续表

筛查内容	分值
C　活动情况如何？ 0=卧床或长期坐着；1=能离床或椅子，但不能出门；2=能独立外出	
D　在过去3个月内是否受过心里创伤或罹患急性疾病？ 0=是；1=否	
E　有否神经心理问题？ 0=严重认知障碍或抑郁；1=轻度认知障碍；2=无心理问题	
F　BMI（kg/m^2）是多少？ 0=小于19；1=19-21；2=21-23；3=大于或等于23	
合计　筛查分值（14）	

引自：石汉平，李薇，齐玉梅，曹伟新．营养筛查与评估．北京：人民卫生出版社，2014.

结果说明：得分≥12分，无营养不良的风险，不需要完成进一步的评价。

得分≤11分，可能存在营养不良，继续进行第二部分营养评估。

表2-1-6　新版MNA第二部分

筛查内容	分值
G　是否独立生活（不住在养老机构或医院）吗？ 0=否　1=是	
H　每日应用处方药超过三种吗？ 0=是　1=否	
I　有压力性疼痛或皮肤溃疡吗？ 0=是　1=否	
J　老年人每日完成几餐？ 0=1餐　1=2餐　2=3餐	
K　蛋白质的摄入量是多少？ ＊每日至少1份奶制品（牛奶、奶酪、酸奶）　A. 是 B. 否 ＊每周2-3份豆制品或鸡蛋　A. 是 B. 否 ＊每日吃肉鱼或家禽　A. 是 B. 否 0.0=0或1个“是”　0.5=2个““是”　1.0=3个“是”	
L　每日能吃2份以上的水果或蔬菜吗？ 0=否　1=是	
M　每日喝多少液体（水、果汁、咖啡、茶、奶等） 0.0=小于3杯　0.5=3~5杯　1.0=大于5杯	

续表

	筛查内容	分值
N	喂养方式 0=无法独立进食　1=独立进食稍有困难　2=完全独立进食	
O	对营养状况的自我评价如何？ 0=营养不良　1=不能确定　2=营养良好	
P	与同龄人性相比，你如何评价自己的健康状况？ 0.0=不太好　0.5=不知道　1.0=一样好　2.0=更好	
Q	中臂围（MAC）是多少？（cm） 0.0=小于21　0.5=21-22　1.0=大于等于22	
R	腓肠肌围（CC）是多少？（cm） 0=小于31　1=大于等于31	
合计（共计16分）		

评价结果：若MNA≥24分，表示营养状况良好；若17分≤MNA≤23分，表示存在发生营养不良的危险；若MNA<17分，表示有确定的营养不良。

8. 尿失禁

尿失禁常常导致智力正常老年人出现心理及情绪问题。医生可对老年人进行病史询问和查体，了解尿失禁原因，确定尿失禁类型（压力性、急迫性、充溢性、混合性）及失禁诱因（咳嗽、药物等）。养老护理服务人员据此制订适宜的照护方案。

9. 视力及听力

眼疾常常导致老年人出现视力下降。老年人视力下降有可能造成跌倒、躯体功能状态下降、认知功能下降以及出现抑郁情绪等。对老年人应进行常规的视力评估。

听力下降是老年常见疾病，有可能导致社交障碍、自卑心理、认知下降和失能。对老年人进行听力评估，一种是采用纯音测听听力筛查，是听力标准筛查工具；另一种是耳语测试，也有较好的敏感性和特异性。

10. 居家安全

养老服务已经延伸到居家照护。对老年人居家安全进行评估，可减少或防止意外的发生。意外伤害包括跌倒、交通事故、中毒、火灾和窒息等。通过由经过专业老年照护培训的护士、物理治疗师、社会工作者、精神科医生等人员组成的团队对老年人进行家访、电话随访等方法实施。居家老年人通常至少每年随访一次。提出有针对性的建议，从而提高居家老年人安全防范意识。

（二）压疮和疼痛评估

产生压疮最有可能的原因之一就是半失能、失能老年人在卧床期间未及时做好身体清洁，例如未及时清除皮肤上的汗渍及尿便等排泄物。清洁是人类最基本的生理需求之一。清洁不但可以保障机体健康，预防感染，还可以使半失能、失能老年人感觉舒适、安全及心情愉快。疾病及自理能力下降将导致出现老年人各种功能障碍，无力进行自身清洁，常常影响老年人的身体清洁，甚至造成感染、压疮等不良后果。

1. 老年人压疮评估

（1）压疮定义

压疮又称压力性溃疡或压力性损伤。是身体局部，尤其是骨突部位，由于压力、摩擦力或者剪切力的单独或共同作用，而导致的皮肤和或皮下组织的局限性损伤。有明确的定位、特点和持续时间。

养老护理技师应掌握老年人压疮评估方法，帮助预防压疮的发生，提高老年人生活质量。

（2）压疮危险因素评估

评估老年人可能发生压疮以及诱发和加重压疮的因素，是预防老年人发生压疮的基础。发生压疮的危险因素包括活动受限、意识状态改变、感觉障碍、营养不良、水电解质代谢紊乱、局部皮肤潮湿、排泄物刺激、高热、应用矫形器械、局部使用物品产生压力、全身缺氧等。常用的压疮危险因素评估工具有诺顿（Norton）量表（表 2-1-7）及 Braden 量表（表 2-1-8）。

表 2-1-7　诺顿（Norton）量表

项目	4	3	2	1
一般健康状况	好	一般	差	非常差
意识状态	清醒	淡漠	模糊	昏迷
活动	可走动	需要帮助	依赖轮椅	卧床不起

续表

项目	4	3	2	1
身体移动	移动自如	轻度受限	中度受限	移动障碍
排泄失禁	无	偶然	经常	两便失禁
用药	未使用镇静剂和类胆固醇	使用镇静剂	使用类胆固醇	两者均使用

（诺顿量表满分为 24 分，分值越低，发生压疮的危险性越高。评分<16 分，有发生压疮的危险；评分<14 分，中度危险；评分<12 分，高度危险。）

表 2-1-8　Braden 量表

项目	1	2	3	4
感知	完全受限	高度受限	轻度受限	无受损
潮湿	持续潮湿	经常潮湿	偶尔潮湿	罕见潮湿
活动	卧床	坐椅子	偶尔步行	经常步行
活动性	完全受限	重度受限	轻度受限	不受限
营养	重度摄入不足	可能摄入不足	摄入充足	摄入极佳
摩擦和剪切力	现存问题	潜在问题	无明显问题	

Braden 计分结果判断：分值越低，危险越高，得分<12 分预示有高度危险，预测灵敏度为 90%-100%，即 90%-100%得此分值的老年人会出现压疮；12-14 分为中度危险，预测灵敏度为 65%-90%；15-17 分为轻度危险，预测灵敏度为 50%-60%；得分≤18 分，无发生压疮的危险。

（3）压疮的评估

压疮的评估包括压疮的发生时间和持续时间、危险因素、伤口处理情况、现存的健康问题和用药情况、心理健康、行为能力、认知情况、社会和经济状况等。养老护理技师应详细检查并记录压疮的数目、位置、大小（长、宽、深度）、压疮的颜色、有无分泌物和气味、出血情况、坏疽或焦痂、瘘管或窦道、愈合情况以及疼痛情况等。由此判断压疮分期（表 2-1-9）。

表 2-1-9　压疮的分期及表现

1 期	局部皮肤完好，按压皮肤出现不变白的红斑，深色皮肤表现可能不同
2 期	部分皮层缺失伴真皮层暴露
3 期	全层皮肤缺失，常常可见脂肪、肉芽组织、边缘内卷、腐肉和（或）焦痂

续表

4期	全层皮肤和组织缺失，可见或直接可触及筋膜、肌腱、韧带、软骨或者骨头，可见腐肉和（或）焦痂
不可分期	全层皮肤和组织缺失，由于被腐肉和（或）焦痂覆盖，不能确认组织的缺失程度
深层组织损伤	指压局部完整或破损的皮肤出现持续不变白的深红色、栗色或紫色，或表皮分离呈现黑色的伤口或充血水疱，深色皮肤的颜色表现可能不同

2. 老年人疼痛的评估

疼痛是人体难以忍受的个人体验。评估老年人疼痛的原因、程度和影响因素，为更好地照护老年人，减轻疼痛提供方法。引起疼痛的病因较为复杂，老年人疼痛的表现和表达受到躯体疾病、疼痛经历以及老年人对疼痛的认知、态度等多种因素的影响。并且随着老年人年龄增长，语言、行为及认知功能障碍或不配合，将会对老年人疼痛的评估准确性带来困难。

（1）一般状况评估

老年人一般状况的评估应包括年龄、性别、文化程度、营养状况、有无躯体功能障碍（日常生活能力、睡眠、进食等）、心理功能障碍（情绪异常、人际交往困难、应对事件能力等）、认知功能障碍（意识、感觉、记忆、思维等）、各器官功能障碍（如心、脑、肝、肾等功能）、有无并发症发生、社会经济状况、药物使用情况等。

（2）疼痛评估

疼痛评估包括疼痛的性质、部位、强度、发作频率、持续时间、加重或缓解因素、引起疼痛的原因、疼痛等级等。常用的有 WHO 疼痛分级（表 2-1-10）。

表 2-1-10 WHO 疼痛分级

级别	表现
0级	无痛
1级（轻度疼痛）	有疼痛但不严重，可忍受，睡眠不受影响
2级（中度疼痛）	疼痛明显，不能忍受，睡眠受干扰，要求用镇痛剂
3级（重度疼痛）	疼痛剧烈，不能忍受，睡眠严重受干扰，需要用镇痛剂

常用疼痛的评估方法包括以下几种：

①数字评分法（Numerical Rating Scales，NRS）（图 2-1-1）；

②词语描述量表（Verbal Descriptors Scale，VDS）（图 2-1-2）；

③面部表情量表法（Faces Pain Scale-Revised，FPS-R）（图 2-1-3）；

④五指法（图 2-1-4）；

⑤长海痛尺（图 2-1-5）。

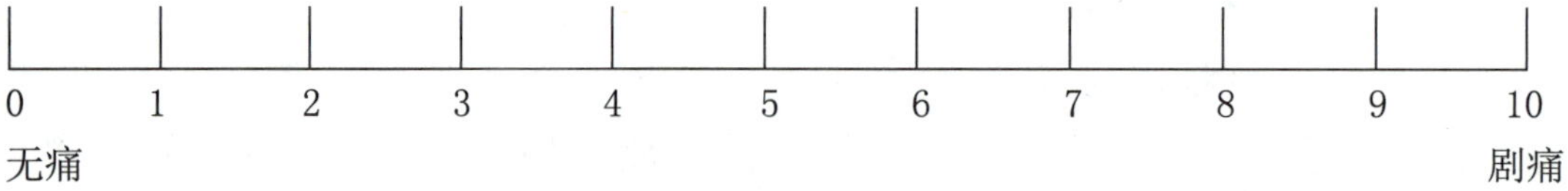

图 2-1-1　数字评分法（NRS）

数字评分法（NRs）的具体做法在一条直线上分段，按 0-10 分次序评估疼痛程度，0 分表示无痛，10 分表示剧痛，让老年人自己评分。

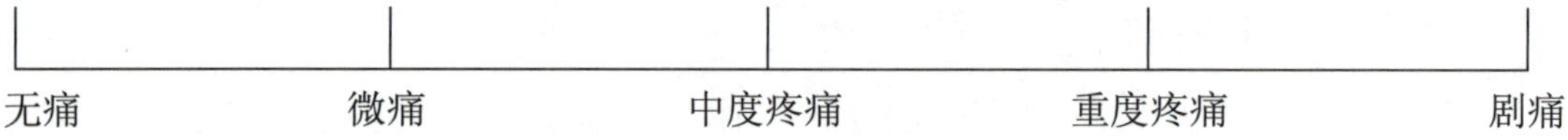

图 2-1-2　词语描述量表（VDS）

词语描述量表（ⅥDS）的具体做法把一条直线分成 5 等份，0=无痛，1=微痛，2=重度疼痛，3=重度疼痛，4=剧痛，老年人根据自身的疼痛程度选择合适的描述。

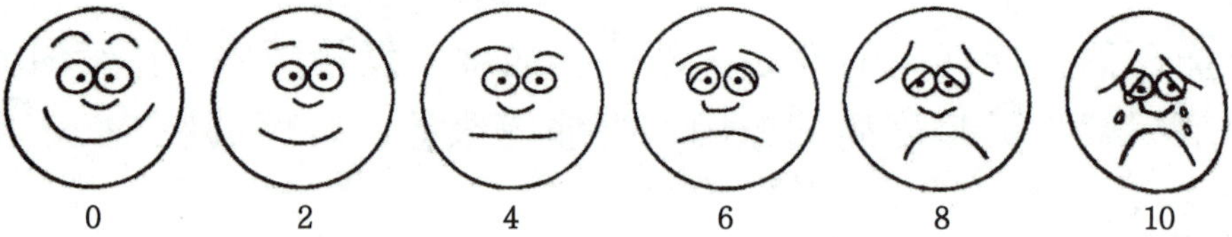

图 2-1-3　面部表情量表法（FPS-R）

面部表情量表法（FSR）由 6 个脸谱组成，从微笑代表不痛到最后痛苦的哭泣代表无法忍受的疼痛，由老年人根据自身疼痛感受程度指出相应的脸谱。

五指法的具体做法：照护人员向老年人展示五指，小指表示无痛，无名指表示轻度疼痛，中指表示中度疼痛，食指表示重度疼痛，拇指表示剧烈疼痛，让老年人自己确认疼痛的程度是哪个手指。

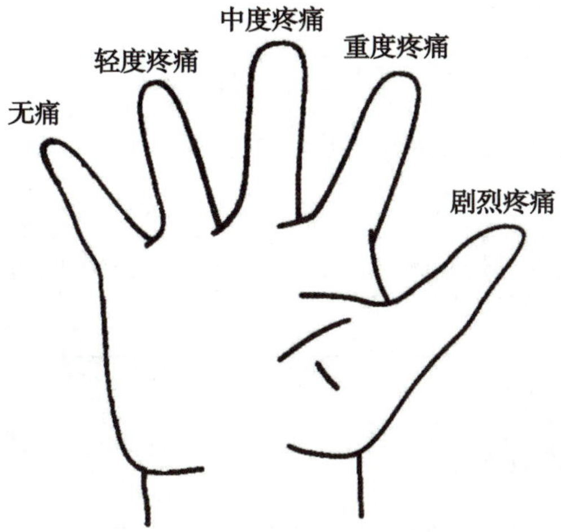

图 2-1-4　五指法

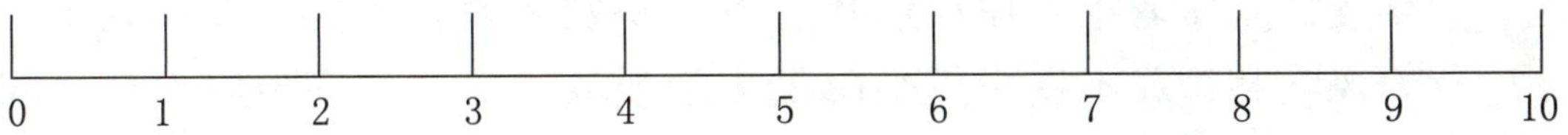

无痛	轻度疼痛：可忍受，能正常生活及睡眠	中度疼痛：轻度影响睡眠，需用止痛药	重度疼痛：影响睡眠，需用麻醉止痛药	剧烈疼痛：影响睡眠较重，伴有其他症状	无法忍受：严重影响睡眠，伴有其他症状或被动体位

（长海痛尺应用比较精确的 0-10 的刻度来评分，又有文字描述便于老年人理解，指出自己的疼痛程度。）

图 2-1-5　长海痛尺

（3）当老年人无法或不愿表达疼痛，养老护理技师可通过观察老年人的语言、表情、行为和体征，并且可通过询问老年人的家属和曾经照顾过老人的人员来了解其疼痛情况（表 2-1-11）。

表 2-1-11　疼痛问询表

咨询问题
1. 老年人（您）什么地方痛？
2. 老年人（您）什么时候开始痛？
3. 老年人（您）怎样的痛？尖锐的痛？钝痛？抽痛？还是规律的痛？
4. 老年人（您）的痛有多严重或有多强烈？
5. 什么可以缓解老年人（您）的疼痛？
6. 什么会让老年人（您）觉得更痛？

续表

咨询问题
7. 老年人（您）曾试过什么方法缓解疼痛？哪些是有用的？哪些是无效的？
8. 依照过去的经验，老年人（您）若有疼痛时，会怎么处理？
9. 老年人（您）的痛是一直持续的吗？若不是，一天或一星期痛几次？
10. 每一次疼痛持续多久？

（三）营养状况评估

老年人生理代谢特点的改变，影响食物摄入、消化和吸收，从而导致老年人存在营养状况的风险和发生营养不良的危险。各种老年常见病、老年慢性病使老年人在疾病状态下更易发生营养状况下降。老年人发生营养风险和营养不良不仅会降低生活质量，导致疾病预后不良，同时还会增加医疗费用，加重经济负担。发生老年人营养风险和营养不良后果严重，养老护理技师应学会观察，掌握简单的评估方法，尽早发现并且督促进行营养补充，可告知家属引起注意。在养老服务机构中的养老护理技师可使用规范的营养学筛查工具对老年人营养状况进行初步筛查，告知专业营养师，由营养师进一步评定并采取必要的营养支持干预措施，纠正造成营养不良的危险因素，改善老年人营养状态。

营养风险筛查是指由直接照护老年人的养老照护服人员（包括临床医生、照护人员、营养师等）对老年人进行是否需要制订和实施营养支持计划的快速、简便的筛查方法。

1. 微型营养评价

微型营养评价（Mini Nutritional Assessment，MNA）是老年人特异性营养筛查与评价工具，适用于入住养老机构的老年人（前文已介绍，即老年人营养评估中表2-1-6）。

2. NRS2002 营养风险评估

是中华医学会肠外肠内营养学分会推荐使用的住院老年人营养风险筛查首选工具，使用简便，适用于入住养老机构的老年人的营养风险筛查。入院筛查不存在营养风险的老年人，可在入院一周后再次进行营养风险筛查。其内容包括初步筛查和最终筛查两个部分。

（1）初步筛查：初筛内容涉及体质指数、过去3个月体重减轻情况、过去1周内摄食情况以及是否患有严重疾病等四个方面（表2-1-12）。

表2-1-12　NRS2002初步筛查表

筛查项目	是	否
1. 是否BMI<20.5（18.5）？		
2. 老年人在过去3个月是否有体重下降？		
3. 老年人在过去1周内是否有摄食减少？		
4. 老年人是否有严重疾病？		

（引自：石汉平，李薇，齐玉梅，曹伟新. 营养筛查与评估. 北京：人民卫生出版社，2014.）

说明：

①中国人BMI的下限为18.5，对中国人进行筛查时应询问BMI是否小于18.5。

②以上任一问题回答“是”，则直接进入第二步营养监测。所有的问题均回答“否”，则每周重复筛查1次。

③即使是老年人对上述问题回答均为“否”，若直观感觉老年人消瘦，仍应制订预防性营养支持计划，以降低营养不良风险。

（2）最终筛查：总评分包括疾病严重程度、营养受损状况、年龄三部分内容（表2-1-13）。

表2-1-13　NRS200最终筛查

评分内容	0分	1分	2分	3分
营养状况受损评分	BMI≥18.5，近1-3个月体重无变化，近一周摄食量无变化	3个月内体重丢失>5%或食物摄入比正常需要量低25%~50%	一般情况差或者2个月内体重丢失>5%或食物摄入比正常需要量低50%~75%	BMI<18.5，且一般情况差或1个月内体重丢失>5%（或3个月体重下降15%）或前一周食物摄入比正常需要量低70%~100%
疾病严重程度评分		髋骨骨折、慢性疾病急性发作或有并发症、COPD、血液透析、肝硬化、糖尿病、一般恶性肿瘤	腹部大手术、脑卒中、重症肺炎、血液恶性肿瘤	颅脑损伤、骨髓移植、APACHE > 10分的老年人
年龄评分	18-69岁	≥70岁		

（四）排尿和排便障碍评估

1. 老年人排尿的特点

老年人随着年龄的增加，机体调节功能逐渐减弱，自理能力下降出现异常排尿问题，例如尿潴留、尿失禁等，这是机体老化过程中无法避免的。更多时候是因疾病导致排尿功能异常，给老年人造成很大的生理、心理压力，养老护理技师应妥善处理，充分理解并体谅老年人，并及时给予帮助。

2. 老年人尿液异常

排尿评估包括老年人排尿次数、尿量、尿液颜色、性状及气味等。

正常情况下，排尿次数为：一般成人白天排尿 4～6 次，夜间 0～2 次。尿量：正常情况下每次尿量为 200～400 毫升，24 小时尿量为 1000～2000 毫升，平均 1500 毫升左右。颜色：正常新鲜尿液呈淡黄色或深黄色，是由于尿胆原和尿色素所致。

异常情况下，尿液颜色性状可以有以下变化：

（1）血尿：尿液中含有红细胞所呈现的尿色。颜色深浅与红细胞数量相关，红细胞较多时呈洗肉水色，常见于急性肾小球肾炎、输尿管结石、泌尿系肿瘤及感染等；

（2）浓茶色或酱油样色：是红细胞破坏后，血红蛋白经肾脏排出时形成的血红蛋白尿，常见于溶血、疟疾等；

（3）深黄色或黄褐色：尿液中含胆红素所致的胆红素尿，见于阻塞性黄疸和肝细胞性黄疸；

（4）乳白色：尿液中含淋巴液排出的尿色，多见于丝虫病。

（5）透明度：正常新鲜尿液清澈透明。

①尿液混浊：主要是尿液含大量尿盐，加热后可恢复澄清。

②白色絮状混浊：常见于泌尿系感染，加热后不能恢复澄清。

③泡沫：见于蛋白尿，震荡后产生较多且不易破裂。

（6）气味：正常尿液气味来自于尿内的挥发性酸。

①氨臭味见于泌尿系感染。

②烂苹果味提示糖尿病酮症酸中毒。

3. 排尿异常的观察

（1）膀胱刺激症：主要表现为尿频、尿急、尿痛。主要原因为膀胱及尿道感染和机械性刺激。

（2）尿潴留：指尿液大量留存在膀胱内不能自主排出。老年人自述下腹部胀痛、排尿困难。产生尿潴留的常见原因包括前列腺肥大压迫尿道、疾病抑制排尿中枢、其他各种原因引起的不能用力排尿或不习惯卧床排尿等。

（3）尿失禁：是指排尿失去意识控制或不受意识控制，尿液不自主地流出，是老年人常见的症状。

4. 尿潴留的评估

尿液滞留于膀胱内不能排出，称为尿潴留。尿液完全不能排出，称为完全性尿潴留。若排尿后膀胱仍残留有尿液，称为部分性尿潴留。根据发病的缓急可分为急性尿潴留和慢性尿潴留。

（1）急性尿潴留的病因：发病突然，膀胱胀痛，呈完全性尿潴留。

常见于：

①外伤或手术：如尿道或骨盆损伤，腹部、盆腔会阴部手术。

②炎症：如尿道、前列腺急性炎症等。

③梗阻：尿路或膀胱结石、肿瘤等。

④解痉药物：如阿托品、溴丙胺太林等（还可引起尿道括约肌痉挛）。

上述原因导致尿路不通畅，疼痛或膀胱收缩乏力，使尿液排出障碍，造成尿潴留。

（2）慢性尿潴留的病因：起病缓慢，膀胱胀痛，但不明显，常有少量排尿，膀胱内较多残余尿，部分呈假性尿失禁表现。

常见于：

①尿道梗阻性疾病：如前列腺肥大，尿道狭窄，膀胱三角区肿瘤等，由于长期排尿不畅，排尿反射耐受，造成膀胱残余尿潴留。

②膀胱输尿管反流：由于输尿管膀胱入口功能异常，造成排尿时尿液由膀胱反流至输尿管。

5. 老年人常见尿失禁类型

（1）急迫性尿失禁：表现为伴随尿急或紧随其后出现不自主漏尿。

养老护理技师可了解到老年人伴随尿急或紧随其后出现不自主漏尿。

此种类型的尿失禁包括膀胱不稳定、逼尿肌反射亢进、膀胱痉挛和神经源性膀胱。尿失禁与逼尿肌收缩未被控制有关。未能抑制逼尿肌收缩的原因有妨碍中枢神经系统控制的神经系疾病或损伤。

导致急迫性尿失禁的疾病有：脑血管意外、脑瘤、痴呆、帕金森病、多发性硬化或脊髓损伤。当发生尿路感染、粪便嵌顿、前列腺增生症、子宫脱垂和膀胱癌等时，也可引起膀胱或尿道局部炎症或激惹而产生膀胱功能失调。老年人如果有不良的排尿习惯，如频繁排尿可引起膀胱功能不稳定，反复的低容量排尿使膀胱不能充分充盈，容纳正常量的尿液，出现尿频和尿急。典型的急迫性尿失禁在膀胱充盈度较高时容易发生。

（2）压力性尿失禁：表现为老年人在用力咳嗽或打喷嚏时，出现不自主漏尿。在老年人当中，有部分老年人在用力、打喷嚏或咳嗽时观察到尿液从尿道口不自主地同步流出。压力性尿失禁在女性老年人中较为常见。老年女性发生压力性尿失禁的主要原因是多种原因导致盆底组织过度牵拉或损伤，在膀胱内压增加时尿道压力也增加，致使尿液流出。

（3）充溢性尿失禁：膀胱不能完全排空，尿液自长期充盈的膀胱流出，当长期充盈的膀胱压力超过尿道阻力时即出现充溢性尿失禁。其原因是无张力（不能收缩），膀胱或膀胱流出道功能性或机械性梗阻。无张力膀胱常由脊髓创伤或糖尿病引起。老年人膀胱流出道梗阻常由粪便嵌顿引起，便秘的老年人约56%有尿失禁。流出道梗阻的其他原因有前列腺增生、前列腺癌及膀胱括约肌协调不能。

（4）混合性尿失禁：指既有尿急等急迫性尿失禁因素，又有用力、打喷嚏或咳嗽引起的不自主漏尿等压力性尿失禁成分。

6. 老年性尿失禁的评估

根据老年人临床表现进行评估：

①急迫性尿失禁：当老年人一想到排尿，就有强烈的紧迫感，来不及到达卫生间，已经出现尿失禁；当听到流水声，就想要上卫生间，来不及到达卫生间，已经出现尿失禁；看见卫生间，就不能控制地出现尿失禁；突然感受寒冷刺激，出现尿失禁。

②压力性尿失禁：老年人进行体力活动如提、举重物时；由坐位起

身呈站立位；上楼梯；咳嗽、打喷嚏或运动；肥胖；腹肌收缩，腹内压升高，以致不自主地排出少量尿液，出现压力性尿失禁。多见于中老年女性。

③充溢性尿失禁：老年人患有糖尿病、尿道梗阻、便秘以及前列腺疾病容易出现充溢性尿失禁。

④混合型尿失禁：同时存在急迫性尿失禁和压力性尿失禁的表现。

7. 老年人排便的特点

排便是指从大肠排出废物的过程。老年人由于胃肠蠕动减慢，常出现便秘，即排便的次数减少，一周内排便次数少于3次，且失去规律性，大便干硬，导致排便困难，每次排便时间较长，可长达30分钟以上；老年人还会因为肛门内、外括约肌的张力下降，出现便失禁，即排便不受意识控制，导致大便不自主排出。

8. 老年人粪便异常鉴别

（1）次数

一般成人每天排便1~3次，如每天排便超过3次或每周少于3次，应视为排便异常，如腹泻、便秘。

（2）排便量

正常成人每天排便量约为100~300克。

（3）形状与软硬度

正常人粪便为成形软便。便秘时粪便坚硬，如栗子样；消化不良或急性肠炎时可为稀便或水样便；肠道部分梗阻或直肠狭窄，粪便常呈扁条状或带状。

（4）颜色

正常成人的粪便颜色呈黄褐色或棕黄色。因摄入食物或药物种类的不同，粪便颜色亦会发生变化。如食用大量绿叶蔬菜，粪便可呈暗绿色；摄入动物血或铁制剂，粪便可呈无光样黑色。

如果未发生上述情况，粪便颜色改变，有可能患有消化系统疾病。如柏油样便提示上消化道出血；白陶土色便提示胆道梗阻；暗红色血便提示下消化道出血；果酱样便见于肠套叠、阿米巴痢疾；粪便表面粘有鲜红色血液见于痔疮或肛裂；白色“米泔水”样便见于霍乱、副霍乱。

（5）内容物

粪便内容物主要为食物残渣以及机体代谢废物。

（6）气味

正常粪便气味因膳食种类而不同。严重腹泻者因未消化的蛋白质与腐败菌作用，粪便呈碱性反应，气味极其难闻，呈恶臭味；下消化道溃疡、恶性肿瘤老年人粪便呈腐败臭味；上消化道出血的柏油样粪便呈腥臭味；消化不良，乳糖类未充分分解、消化或吸收，脂肪酸产生气体，粪便呈酸臭味。

9. 老年人异常排便的评估

（1）便秘

老年人主诉腹胀、腹痛、食欲不佳、乏力、舌苔变厚、头痛等，排便次数减少，排出过干过硬的粪便，且排便不畅、困难。触诊腹部较硬实且紧张，有时可触及包块，肛门处可触及较硬粪便包块。

（2）粪便嵌顿

老年人主诉很想排便，腹部胀痛，直肠肛门疼痛，肛门处有少量液化的粪便渗出，但粪便不能排出。表明有粪便嵌顿，即粪便持久滞留堆积在直肠内，坚硬不能排出。常发生于慢性便秘者。

（3）腹泻

老年人的正常排便形态发生改变，频繁（每日三次或以上）排出松散稀薄的粪便，甚至水样便。表现为腹痛、肠痉挛、疲乏、恶心、呕吐、肠鸣音亢进，有急于排便的需要和难以控制的感觉。粪便松散或呈液体样。

（4）排便失禁

指肛门括约肌不受意识的控制而不自主地排便。表现为老年人不能自主地排出粪便。

（5）肠胀气

指胃肠道内有过量气体积聚，不能排出。表现为腹部膨隆，叩诊呈鼓音，腹胀、痉挛性疼痛、呃逆、肛门排气过多。当肠胀气压迫膈肌和胸腔时，可出现气急和呼吸困难。

（五）睡眠障碍评估

为了更好地帮助老年人提高睡眠质量，医护人员尤其是养老护理技师，应积极掌握评估老年人睡眠障碍的内容和方法，指导老年人在日常生活中更好、更快地进入睡眠状态，从而提高生活质量。

1. 睡眠史

包括询问有关入睡、睡眠保持及睡眠时出现障碍或者出现异常的睡眠行为。如是入睡困难还是时睡时醒，或早醒或醒后无清醒感；是每周超过 2-3 个晚上还是持续时间超过 1 个月；是否有诱发因素、缓解或加重因素；睡眠中有无噩梦、惊恐发作、梦游、头痛、慢性疼痛、夜尿、盗汗、潮热等夜间症状；询问睡前相关行为：上床前是否有剧烈运动、情绪波动、饱食或服用药物、饮茶、咖啡或喝酒；白天是否午睡或长时间躺在床上等；是否使用包括支气管扩张剂、糖皮质激素、利尿剂、兴奋剂（如咖啡因）、抗高血压药、抗抑郁药或安眠药等药物；是否存在躯体疾患如慢性疼痛、夜间头痛、胃食管反流、慢性肺部疾病、夜间心绞痛、充血性心力衰竭、终末期肾病、围绝经期综合征、认知症和脑卒中等；是否存在精神疾患如焦虑、抑郁或其他情感、精神障碍等。

2. 睡眠障碍

临床心理学和神经心理学评估老年抑郁症与认知症症候群相关的睡眠障碍如血管性认知症等，表现为每到傍晚或夜间时症状加重，而白天症状减轻甚至完全消失。抑郁症也是老年人失眠最常见原因之一，失眠会引起抑郁症，且是抑郁症晚期阶段的危险因素，除降低生活质量和机体机能外，高龄抑郁症者自杀的危险性显著增加。除抑郁症外，老年人焦虑的发生率也高，抑郁、焦虑与失眠和 SAS 显著相关。评估内容主要包括：既往和现在的精神病史、精神症状主诉、以往精神科治疗和结果、药物使用、精神病家族史，以及生长发育史、职业史及精神状态检查等。

3. 睡眠障碍相关疾病

老年人睡眠障碍与其心血管、呼吸、胃肠道、肾脏和肌肉骨骼系统的障碍发生密切相关，睡眠障碍会引起相关疾病，而疾病又会加重睡眠障碍。研究表明，睡眠时间与各种原因所致死亡率、2 型糖尿病和心血管疾病之间遵循 U 形曲线，即睡眠时间过长或过短都会增加心血管疾病的发生率。阻塞性睡眠呼吸暂停、失眠和睡眠时间与糖代谢的关系更为突出。

4. 睡眠障碍评估方法

随着国内外学者对老年睡眠障碍问题的关注日趋增加，各类型的睡眠评估工具相继应用于老年睡眠的监测。目前，老年人睡眠障碍评估主要包括客观睡眠评估及主观睡眠评估。

（1）多导睡眠图

多导睡眠图是 Holland 博士在 1974 年利用脑电图、眼动电图、肌电图、心电图、胸腹部呼吸张力、口鼻气流量、血氧饱和度及体位体动等多通道指标，综合评估睡眠障碍的检测手段命名为多导睡眠图，又称睡眠脑电图。通过综合分析处理各通道生理信号，多导睡眠图能够得出与睡眠结构相关的具体数据，如总睡眠时间、睡眠潜伏期、睡眠效率、觉醒时间及次数、非眼球快速运动各期比例等。另外，它也能很好地鉴别诊断睡眠呼吸事件类型、持续时间，如打鼾、阻塞性睡眠呼吸暂停、不宁腿综合征等。多导睡眠图能对睡眠障碍做出全面评估，是睡眠检测的“金标准”。

（2）体动记录仪

体动记录仪可模拟与“睡眠—觉醒周期”相类似的“休息运动周期”，由于进入睡眠后肢体活动度减少和肌肉张力降低，其通过测量肢体的休息—运动情况而间接反映睡眠—觉醒情况。体动记录仪主要包括传感器、储存器及数据分析系统，其通过内置的三轴加速器从 3 个方位轴记录肢体的轻微移动，每秒数次采样、实时连续记录的数据先保存于存储器，然后通过数据分析整合，得出包括总睡眠时间、睡眠开始时间、睡眠延迟时间、觉醒时间、觉醒次数、睡眠效率等最终的监测结果。

（3）匹兹堡睡眠质量指数量表

匹兹堡睡眠质量指数量表是 Buysse 等于 20 世纪 80 年代编制完成的一种广泛应用的评价睡眠质量的工具，具有良好的信度和效度。该量表从主观睡眠质量、入睡障碍、睡眠时长、睡眠效率、睡眠连续性、是否应用安眠药以及日间功能七个维度评价睡眠质量（表 2–1–14）。各个维度的得分相加即为睡眠质量的得分，总分为 21 分，得分越高，代表睡眠质量越差（表 2–1–15）。

表 2-1-14　匹兹堡睡眠质量（PQSI）评估表

条目	项目	评分			
		0 分	1 分	2 分	3 分
1	近 1 个月，晚上上床睡觉通常在几点钟？				
2	近 1 个月，从上床到入睡通常需要的时间	□≤15 分钟	□16-30 分钟	□30-60 分钟	□≥60 分钟
3	近 1 个月，通常早上几点起床				
4	近 1 个月，每夜通常实际睡眠几个小时？（不等于卧床时间）				
5	近 1 个月，因下列情况影响睡眠而烦恼				
	a. 入睡困难（30 分钟内不能入睡）	□无	□<1 次/周	□1-2 次/周	□≥3 次/周
	b. 夜间易醒或早醒	□无	□<1 次/周	□1-2 次/周	□≥3 次/周
	c. 夜间去厕所	□无	□<1 次/周	□1-2 次/周	□≥3 次/周
	d. 呼吸不畅	□无	□<1 次/周	□1-2 次/周	□≥3 次/周
	e. 咳嗽或鼾声高	□无	□<1 次/周	□1-2 次/周	□≥3 次/周
	f. 感觉冷	□无	□<1 次/周	□1-2 次/周	□≥3 次/周
	g. 感觉热	□无	□<1 次/周	□1-2 次/周	□≥3 次/周
	h. 做噩梦	□无	□<1 次/周	□1-2 次/周	□≥3 次/周
	i. 疼痛不适	□无	□<1 次/周	□1-2 次/周	□≥3 次/周
	j. 其他影响睡眠的事情	□无	□<1 次/周	□1-2 次/周	□≥3 次/周
	如有，请说明：				
6	近 1 个月，总的来说，您认为您的睡眠质量：	□很好	□较好	□较差	□很差
7	近 1 个月，您用药物催眠的情况：	□无	□<1 次/周	□1-2 次/周	□≥3 次/周
8	近 1 个月，您常感到疲倦吗？	□无	□<1 次/周	□1-2 次/周	□≥3 次/周
9	近 1 个月，您做事情的精力不足吗？	□没有	□偶尔有	□有时有	□经常有

表 2-1-15　匹兹堡睡眠质量（PQSI）计分方法

成分	内容	评分			
		0 分	1 分	2 分	3 分
1. 睡眠质量	条目 6 计分	□很好	□较好	□较差	□很差
2. 入睡时间	条目 2 和 5a 计分累计	□0 分	□1-2 分	□3-4 分	□5-6 分
3. 睡眠时间	条目 4 计分	□>7h	□6-7h（不含 6h）	□5-6h（含 6h）	□<5h
4. 睡眠效率	以条目 1、3、4 的应答计算睡眠效率*	□>85%	□75%-85%（不含 75%）	□65%-75%（含 75%）	□<65%
5. 睡眠障碍	条目 5b—5j 计分累计	□0 分	□1 □9 分	□10-18 分	□19 □27 分
6. 催眠药物	条目 7 计分	□无	□<1 次/周	□1-2 次/周	□≥3 次/周
7. 日间功能障碍	条目 8 和 9 的计分累计	□0 分	□1-2 分	□3-4 分	□5-6 分

注：睡眠效率计算方法：$\text{睡眠效率}=\dfrac{\text{条目 4（睡眠时间）}}{\text{条目 3（起床时间）}-\text{条目 1（上床时间）}}\times 100\%$

（4）睡眠日记：睡眠日记作为一个最实用、最经济和应用广泛的评估方法，可以让老年人在一个较长时间里追踪睡眠模式，更能准确地反映老年人的睡眠情况。内容包括：上床时间、起床时间、睡眠潜伏期、夜间醒来次数和持续时间、打吨、使用帮助睡眠的物质或药物、各种睡眠质量指数和白天的功能状况（表 2-1-16）。睡眠日记是反映老年人睡眠紊乱主观感受的最好指标，而不是反映真实睡眠障碍量的改变。

表 2-1-16　老年睡眠日志记录要点

评估方面	评估要点
睡眠习惯	睡眠质量如何；夜间睡眠有无间断及次数；睡前有哪些习惯（如：有无睡前小吃、看电视、听音乐或者读书等可能影响入睡的活动）
健康状况	是否正在服用影响睡眠药物；是否有影响心情和睡眠的疾病可能（如阿尔兹海默病，焦虑症，关节炎，慢性肺部疾病等）
外界因素	日常锻炼情况；平时喜好的睡眠姿势如何；卧室的睡眠环境如何（温度、通风、照明）；睡前几小时的活动情况；是否服用安眠药等

续表

评估方面	评估要点
其他内容	是否有各种原因致无法入眠（如疾病疼痛、焦虑等） 睡眠过程中是否有起床 护理人员在周围时是否会被吵醒 是否服用安眠药及是否多次服用安眠药 早晨醒来的大概次数

（六）身体运动能力评估

老年人运动前筛查的意义：随着年龄的增长，老年人的身体功能逐渐下降，肌肉骨骼系统、神经系统、心血管系统、呼吸系统以及其他身体系统的功能均有不同程度的下降，导致身体运动能力下降，身体运动减少，进一步导致机体功能下降，形成恶性循环。老年人身体功能下降，还会造成老年人不敢运动和不知道如何运动。科学有规律的运动对身体有益，可以维持机体功能。但是运动同时也会加重各个系统的负担，有可能引起疾病的加重或新的损伤。因此，当老年人开始一项新的运动的时候，或者运动量需要加量的时候，需要对老年人的身体状况和运动能力进行评估。

1. 运动筛查目的

（1）进行运动筛查，以发现潜在的健康问题。如心血管问题、肌肉、骨骼、运动系统以及其他方面的问题。

（2）如有健康问题，及时进行诊治，避免运动伤害，为今后进行安全有效的运动提供保障。

（3）进行运动健康状态评估，了解老年人身体运动健康状态，如身体柔韧性、力量、耐力和平衡能力等。

（4）记录老年人运动健康状态，能够为进行新活动或改变活动方式提供依据，以找到更适合自身的运动或训练内容。

（5）为提供安全、有效的运动方式，提供依据老年人身体运动能力评估的指标。

2. 运动危险性筛查

运动危险性筛查可以帮助老年人在决定参与一项新的运动前，对自已的身体情况做一个简单评估，了解自身运动能力，评估出的问题可以使老年人及时寻求医生帮助。主要包括6个小问题：

（1）运动的时候（走路、爬楼梯、做家务等类似活动），是否有胸部疼痛、发紧或者压迫，主要确定在进行运动时是否有导致心脏不适的急性心血管问题。

（2）目前是否有头昏或头晕？很多潜在疾病可以导致头晕，例如：前庭功能、心血管问题（心房纤颤或体位性低血压）、代谢性疾病（高或低血糖）及视觉障碍等。

（3）曾经是否被告诉有高血压？主要明确血压规律控制的重要性，鼓励患有高血压的老年人在正确控制血压的前提下进行适宜的运动。

（4）是否因为疼痛、僵硬或者肿胀，限制了想要做的运动？主要判断是否有急性或慢性肌肉、骨骼问题，运动有可能加重这些潜在的问题。

（5）当站立或行走时，是否有跌倒史、感觉不稳，或者需要使用辅助器具？主要排查可能与安全有关的平衡问题。

（6）当开始一项新的运动，是否还有其他没有提到的担心？鼓励老年人说出前面没有提到的症状，其中有些症状可能会对运动能力和意愿有影响。

3. 运动健康状态评定

老年人可以通过运动健康状态评定，来了解自已的运动健康水平和功能状态，并决定是否开始某种新的、适宜的运动。运动健康评定状态主要测试机体的柔韧性、力量、耐力和平衡力（表2-1-17）。

表2-1-17　运动健康状态评定

测试项目	评定目标	概述
行走测试	耐力	测量6分钟行走距离，或者测试行走1500或3000米的时间。均以正常步速行走
起立行走计时	灵活性	从椅子上站立，步行10米距离转身回到椅子处坐下，记录起坐时间
坐位起立	肌力和耐力	双手交叉在胸前，计算30秒内坐起次数。或者记录坐起3次所用的时间
抗阻屈肘	肌力和耐力	手握哑铃（女士2公斤，男士4公斤），记录30秒内优势侧屈肘次数

续表

测试项目	评定目标	概述
坐位前伸	下半身柔韧性	坐于椅子边缘，一腿伸展，足跟着地，足尖背屈朝上；另一腿屈膝90°，足底平放于地；双手上下叠放，中指对齐；屈髋，双手尽量前伸触碰直腿朝上的足尖，维持2秒。测量手指和足尖之间距离，正好触碰为零值，未及为负值，越过为正值。每侧腿测量2次，记录最佳数值
双手后背上下交叉	上半身柔韧性	双手后背上下交叉，测量中指间距离。正好触碰为零值，未及为负值，越过为正值。每侧测量2次，记录最佳
单腿站立	平衡	记录单腿站立最长时间。1分钟为最大时间
直线站立测试	平衡	足跟对足尖直线站立，如果双脚分开或用手帮助，则计时终止，记录站立时间

（七）心理问题的评估

世界卫生组织将健康定义为：健康不仅是指没有疾病和身体缺陷，而且包括躯体健康、心理健康、社会适应良好和道德健康。

对老年人应该从多方位开展健康评估，例如从生理、心理及社会、家庭环境、文化背景等角度全面进行评估。老年人健康评估的内容既包括针对躯体健康方面的评估，也包括精神卫生、社会功能和生活质量等方面的评估。

1. 心理评估

是指基于心理学原理，综合运用访谈、测验等心理学方法，对老年人心理现象或心理特征进行评估分析。心理评估有广义和狭义之分。

广义的心理评估可以灵活地应用于医学、心理学、社会学、发展心理学以及人力资源管理等诸多领域，主要用于行为、认知能力、人格个性等方面的评估，也可应用于对个体的行为判断和预测。

狭义的心理评估也叫临床评估，是应用在心理临床与咨询方面，运用专业的心理学方法和技术对个体的精神心理状况、行为特征等做出判断。

2. 老年人心理问题评估

心理评估常常借助观察、心理测验和访谈等方法来实施。

心理测验法是使用广泛的评估手段之一。心理测验主要分为两类：

一类是标准化测验，另一类是非标准化的测验。标准化测验是通过系统化、科学化、规范化的施测，给出具体量化分值的评定过程。常见的标准化测验有智力测验、人格测验量表等。此类测验使用者经过培训后比较容易掌握。非标准化的测验常见的包括罗夏墨迹测试、绘画作品分析等在内的以投射技术为主的一些测验方式。非标准化的测验对评估者的专业技术水平要求较高、操作难度较大，但是能较全面和深入地了解被测者的思维、认知情绪、态度等内在心理特征，甚至是形成原因，也是评估的重要定性手段之一。

标准化测验中的量表种类繁多、针对性强，因此可以选择单独针对某一心理问题进行评估的量表来测验，也可以选择综合涵盖了老年性心理社会问题的多维度量表施测。常用的有涉及情绪、认知的评估量表和综合精神心理评估的量表。

3. 情绪状态评估

老年人由于疾病、退休等生活事件，导致社会角色方面的变化，从而使老年人出现心理、情绪方面的问题。常见的情绪问题包括抑郁、焦虑、孤独、恐惧等。老年抑郁量表（the Geriatric Depression Scale，GDS）（表 2-1-18）就是适用于筛查老年人群是否存在抑郁状态而制定的评估量表，是专为老年人创制并在老年人中标准化了的抑郁量表，属于筛查量表，使用广泛。老年抑郁量表由 Brink 等创制，共有 30 个项目，有较好信度、效度和跨文化的结构稳定性。

老年抑郁量表每次检查需 15 分钟左右，包括了老年抑郁的核心症状，如情绪低落、运动减少、易激惹、退缩、痛苦的想法，对过去、现在与将来的消极评价等。每个条目以“是”或“否”的二分法来计分，最高分为 30 分。心理评估结果划分：0-10 分视为在正常范围内，即无抑郁症；11-20 分视为轻度抑郁；21-30 分为中重度抑郁。老年抑郁量表适用于 60 岁以上的老年人。在年纪较大的老年人中这种优势更加明显。

表 2-1-18 老年抑郁量表（GDS）

	选择最切合您最近一周来的感受的答案	答案			选择最切合您最近一周来的感受的答案	答案	
		是	否			是	否
1	你对生活基本上满意吗？	0	1	16	你是否常感到心情沉重郁闷？	1	0
2	你是否已经放弃了许多活动和兴趣？	1	0	17	你是否觉得现在这样的生活毫无意义？	1	0
3	你是否觉得生活空虚？	1	0	18	你是否常为过去的事忧愁？	1	0
4	你是否常感到厌倦？	1	0	19	你觉得生活令人兴奋吗？	0	1
5	你觉得未来有希望吗？	0	1	20	你开始一件新的工作困难吗？	1	0
6	你是否因为脑子里有一些想法摆脱不掉而烦恼？	1	0	21	你觉得生活充满活力吗？	0	1
7	你是否大部分时间精力充沛？	0	1	22	你是否觉得你的处境毫无希望？	1	0
8	你是否害怕会有不幸的事落到你头上？	1	0	23	你是否觉得大多数人比你强得多？	1	0
9	你是否大部分时间感到幸福？	0	1	24	你是否常为些小事伤心？	1	0
10	你是否常感到孤立无援？	1	0	25	你是否常觉得想哭？	1	0
11	你是否常坐立不安心烦意乱？	1	0	26	你集中精力困难吗？	1	0
12	你是否希望待在家里而不愿意做些新鲜事？	1	0	27	你早晨起的很快活吗？	0	1
13	你是否常常担心将来？	1	0	28	你希望避开聚会吗？	1	0
14	你是否觉得记忆力比以前差？	1	0	29	你做决定容易吗？	0	1
15	你是否觉得现在的生活很惬意？	0	1	30	你的头脑像往常一样清晰吗？	0	1

（八）认知状态评估

1. 常用简易智力状态检查（MMSE）

认知反映了个体的思维能力。老年人由于身体功能下降，出现脑组织萎缩、神经细胞数量减少、神经递质的合成和代谢减弱等生理改变，会导致老年人出现认知等方面的精神心理问题，并进而影响到个体行为、生活能力和生活质量。针对老年人认知状态的评估内容包括记忆力、想象力、判断力、观察力、思维和表达能力等方面。常用的评估量表有简易智力状态检查（MMSE）（表 2-1-19）。适用于社区和普查，其主要用途是筛检出需进一步诊断的对象。

表 2-1-19　简易智力状态检查（MMSE）

项目		错误	正确
Ⅰ定向力（10 分）	现在我要问您一些问题，多数都很简单，请您认真回答		
	星期几	0	1
	几号	0	1
	几月	0	1
	什么季节	0	1
	哪一年	0	1
	省市	0	1
	区县	0	1
	街道或乡	0	1
	什么地方	0	1
	第几层楼	0	1
Ⅱ记忆力（3 分）	现在我告诉您三种东西的名称，我说完后请您重复一遍（回答出的词语正确即可，顺序不要求）		
	皮球	0	1
	国旗	0	1
	树木	0	1
Ⅲ注意力和计算力（5 分）	现在请您算一算，从 100 中减去 7，然后从所得的数算下去，请您将每减一个 7 后的答案告诉我，直到我说“停”为止（依次减 5 次，减对几次给几分，如果前面减错，不影响后面评分）		
	100-7	0	1
	-7	0	1
	-7	0	1
	-7	0	1
	-7	0	1
Ⅳ回忆能力（3 分）	现在请您说出刚才我让您记住的是哪三样东西？		
	皮球	0	1
	国旗	0	1
	树木	0	1

续表

项目			错误	正确
V语言能力（9分）	命名能力	请问这是什么？		
		回答出“手表”	0	1
		回答出“铅笔”	0	1
	复述能力	请您跟我说如下一句话		
		“大家齐心协力拉紧绳”	0	1
	三步命令	我给您一张纸，请您按我说的去做		
		右手拿起纸	0	1
		将纸对折	0	1
		将纸放在左腿上	0	1
	阅读能力	请您念一念这句话，并按这句话的意思去做（如老年人为文盲，该项评为0分）		
		“请闭上您的眼睛”	0	1
	书写能力	请您写一个完整的句子，句子要有主语、谓语、能表达一定的意思（如老年人为文盲，该项评为0分）		
			0	1
	结构能力	请您照着这个样子把它画下来		
		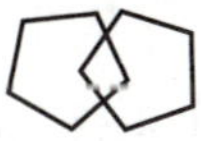	0	1

（1）定向力（最高分10分），首先询问日期，之后再针对性地询问其他部分，如“您能告诉我，我们在什么省市吗？”（区县？街道？什么地方？第几层楼？）“能告诉我现在是什么季节？”等，每答对一题得一分。

（2）记忆力（最高分23分），告诉被测试者，将通过几个问题来检查他/她的记忆力。然后清楚、缓慢地说出3个相互无关的东西名称，如：皮球、国旗、树木，之后做其他题目，然后要求被测试者重复之前提到过的三个名词。被测试者的得分取决于他们首次重复的答案（答对1个得1分，最多得3分）。

（3）语言能力（最高分9分）

①命名能力（0~2分）：分别拿出手表、铅笔等卡片给测试者看，

要求他们说出这是什么？

②复述能力（0~1 分）：要求被测试者注意测试者说的话并重复一次，只允许重复 1 次。这句话是“四十四只石狮子”，只有正确且咬字清楚的回答才记 1 分。

③三步命令（0~3 分）：给被测试者一张空白纸，要求对方按指令去做，注意不要重复。

④阅读能力（0~1 分）：拿出一张写着“闭上您的眼睛”的卡片给被测试者看，要求被测试者读它并按要求去做。当正确阅读并确实闭上眼睛去做了才能得分。

（4）书写能力（0~1 分）：给被测试者一张白纸，让他们自发地写出一句完整的句子。句子必须有主语、动词，并有意义。注意不能给予任何提示。语法和标点的错误可以忽略。

（5）结构能力（0~1 分）：在一张白纸上画有交叉的两个五边形，要求被测试者照样准确地画出来。评分标准：五边形需画出 5 个清楚的角和 5 个边。同时 2 个五边形交叉处形成菱形。线条的抖动和图形的旋转可以忽略。

MMSE 的最高得分为 30 分，分数在 27~30 分为正常；分数<27 分，为认知功能障碍。认知症严重程度分级方法：轻度为≥21 分；中度为 10~20 分；重度为≤9 分。

在使用评估量表对老年人进行认知状态评估时，无论是否出现认知功能损害都要筛查。

2. 评估方法

（1）访谈也是评估的核心。通过收集有关老年人过去和现在的行为、态度、生活表现以及目前出现的问题、老年人过去和现在的人际关系、社会关系、家庭关系家史、个人宗教信仰、教育程度等方方面面的信息，将所收集的信息进行组织整合，综合判断。

（2）由于老年人身体出现老化等原因，使得躯体更易患病，而很多疾病也会引起精神疾病，例如甲状腺功能亢进，可能导致某种类似焦虑症的表现，甲状腺功能不足又会引起类似抑郁的表现，脑部肿瘤会引起老年人出现某些精神症状，如妄想或者是幻觉，在作出诊断前，要结合躯体检查结果一同判断。

（3）神经心理测验范围包括老年人的语言理解与表达能力、注意力、记忆力、学习能力、思维逻辑能力、定向力等，可使用常用量表完成。

（4）某些脑血管疾病可以引发神经心理问题。可采用脑部成像检查技术手段，获得老年人脑部“图像”，做到进一步诊断。

3. 早期迹象的识别

老年认知症老年人的症状分为核心症状与周围症状。核心症状是所有认知症老年人都会出现的，如记忆力障碍、定向力障碍、判断思维逻辑障碍、语言障碍、失用与失认、执行功能障碍等。周围症状包括：徘徊、激越行为、幻觉、妄想、不安、谵妄、性行为异常、暴饮暴食、失禁等。学者们通过多年的研究和总结，归结出以下认知症的早期迹象。

（1）记忆力下降是认知症最早出现的表现，表现为爱忘事，刚刚发生的事情回忆不起来。如烧水忘记时间以致水壶烧干、重复地说一句话、重复地问一个问题等。

（2）对以往熟悉的事情不再擅长，对于从事多年的工作不再熟悉，做事经常出错，以往很轻松的事情，现在做起来感觉困难，甚至不能正确完成，经常提笔忘字。

（3）语言表达困难，老年人在与人交谈时，常常出现找词困难，对交谈的话题，不能理解并交谈，导致话题继续不下去，或心里想的意思，却不能用正确的词语表达，致使词不达意的情况。

（4）定向力障碍，老年人常常搞不清现在是哪年哪月，几点钟，自己身处几楼，自己在什么地方，外出时出现迷路的情况，在家找不到自己的卧室或卫生间等。

（5）判断力与警觉力下降，老年人可表现为过马路时不知道躲避车辆，拿大额的钱去买东西，却不等找钱就走，轻易相信陌生人，将家里贵重的财物送人等。

（6）思维逻辑能力下降，老年人可表现为对以往常使用的物品，忘记其功能及使用方法，如不会使用微波炉，不会开电视，无法理解对方谈话的意义，计算力开始下降等。

（7）异常行为，老年人会将不合适的物品放进不合宜的场所，如将衣物放进冰箱，将饭放进马桶，外出购物时不交钱就拿商品出去，异食癖，玩弄大便，性行为异常等。

(8) 人格改变，家人会发现老年人的性格和从前大相径庭，曾经是温文尔雅的老人，却变得易怒暴躁没有礼貌，曾经温柔体贴的老伴变得猜忌、多疑、心胸狭隘，甚至怀疑老伴有外遇。

(9) 情绪低落，丧失兴趣，随着认知功能的减退，大脑损伤的发展，老年人对以往的爱好不再感兴趣，不愿意外出，不愿意与人接触，常常在家独坐发呆等。

4. 早期筛查

在老年人住养老机构之前，需要利用认知症早期筛查工具，对老年人进行认知能力的评估。在老年人入住养老机构期间，每隔半年需要对老年人进行认知能力的评估。如果养老护理技师在日常工作中察觉到自己所照顾的老年人出现了某些认知症早期迹象，需及时报告照护主管，由照护主管及时安排为老年人进行评估。社区养老服务机构可以联合医疗机构，定期为在社区中生活的老年居民提供认知症早期筛查服务。

(1) 评估的地点与环境要求。对老年人的评估可以在养老机构、社区日间照料中心、社区卫生服务中心等地点进行，也可以经老年人和家庭成员的同意，去老年人家里进行评估。后者常见于居家照护服务。评估的环境要相对独立而安静，一方面便于老年人或被访者听清楚评估人员的问题，另一方面是为了保护老年人的隐私。评估的环境要光线充足。环境中不要放置可能提示答案的物品，如果要评测老年人的时间定向力，就不要在环境中放置日历。

(2) 评估人员应是由经过相关培训的医生、治疗师或照护人员担当。在针对每一位老年人进行评估的时候，人员无须太多，1~2 人较为合适，避免对老年人产生压力。评估人员需营造轻松友好的氛围，让老年人或其他被访者能在心情放松的情况下接受评估。评估人员需要牢记的是，评估并不等于诊断。评估的目的是了解老年人的认知情况，如果发现有问题，要建议老年人和家庭成员及时去医院进行全面检查，以确定导致记忆及认知能力下降的原因。评估人员不可直接给出医疗结论。

(3) 早期筛查工具：为了能早期发现认知症老年人，对老年人的认知能力进行检查的筛查工具，具有很好的使用价值。

5. 记忆障碍自评量表（AD8）

记忆障碍自评量表（AD8）：是一种简便易用，又具备较高准确率的记忆障碍评估量表。此表用于初筛有早期认知改变的人群（包括阿尔茨海默病、血管性认知症、路易体认知症和额颞叶认知症）。可通过筛查发现八种特定的“变化”，帮助老年人及家属发现目前老年人是否存在认知症症状。如果得分较低认为可能存在认知问题，需要做进一步检测。(表 2-1-20)。

表 2-1-20　记忆障碍自评量表（AD8）

序号	项目	是（有变化）	否（无变化）	不知道
1	判断力有困难：例如容易上当受骗、落入圈套或骗局、财务上作出不好的决定、买了不合适的礼物等			
2	对个人爱好和个人运动的兴趣比以前低			
3	重复相同的事情（例如：提同样的问题，说或做同一件事，或说相同的话）			
4	学习如何使用工具、电器或小器具（例如电视、洗衣机、空调、遥控器等）方面存在困难			
5	忘记正确的月份和年份			
6	处理复杂的财务问题存在困难（例如平衡收支，存取钱，缴纳水电费等）			
7	记住约定的时间有困难			
8	每天都有思考和（或）记忆方面的问题			

项目合计：当“是”项目≥2 项，需要建议老年人尽早到记忆减退门诊进行专业诊断和评估。

四、能力评估指标

（一）评估前的准备工作

1. 人员准备

评估机构应获得民政部门的资格认证或委托，至少应有 5 名评估员。

评估员应具有医学或照护学专业执业资格、社会工作者职业资格或高级养老照护员职业资格证书的人员担任，并经过专门培训获得评估员资格认证。

初次评估应由两名及以上评估员同时参与。评估人员应着装整齐、规范，持有评估员工作证，服务当中应态度热情，使用文明用语。

2. 环境准备

评估室地面平整、无障碍，墙壁色彩柔和、舒适、温馨，灯光柔和。室内宽敞、清洁、安静、空气清新、温度适宜，保障安全。

室内设有供评估使用的桌椅。所需评估老年人步态、行走能力以及日常活动能力的设施、设备有序摆放。

3. 工具准备

能力评估基本信息表、能力评估表、能力评估结果判定卡、能力评估报告等。评估包括关节活动范围、平衡性、肌力等，以确定其残存的技能和缺陷，是否需要辅助的设备如轮椅、步行椅，心理、精神方面的感知和认知功能等。一般资料中，还应了解老年人家庭背景及家属工作情况、经济状态、家庭成员组成及主观意愿等。

有条件的评估机构，可使用能力评估软件进行评估，评估后进行信息存储分析，更易得出准确结论，给出合理建议。

（二）老年人能力评估指标设定

1. 老年人能力评估指标

老年人能力评估是多维度、跨学科的评估过程，通过评估确定老年人目前所具有的能力和机体存在的各类问题。可为老年人及家属选择适宜的服务机构提供帮助。同时也为可提供综合性服务的养老机构接收适宜的老年人进行筛选。

任何有服务需求的老年人都可以接受评估，通过对日常生活活动、精神状态、感知觉与沟通能力、社会参与等方面进行综合分析评价，尤其是60岁以上已出现生活或活动功能不全、伴有老年综合征、老年慢病、多重用药及合并有精神方面问题、社会支持问题以及多次住院的老年人。应方便科学地确定服务需求类型及照护等级。能力评估指标当中，一级指标共4个，二级指标共22个（见表2-1-21）。

表 2-1-21　能力评估指标

一级指标	二级指标
日常生活活动（10 个）	进食、洗澡、修饰、穿衣、大便控制、小便控制、如厕、床椅转移、平地行走、上下楼梯
精神状态（3 个）	认知功能、攻击行为、抑郁症状
感知觉与沟通（4 个）	意识、视力、听力、沟通能力
社会参与（5 个）	生活能力、工作能力、时间/空间定向、人物定向、社会交往能力

2. 评估地点及时间

（1）评估地点：应固定在设备齐全的评估室。当已知老年人失去自理能力仅需使用量表或方便携带的评估工具进行特定项目评估时，可与老年人家属进行提前沟通核实，前往老年人住所进行评估。例如老年人居住的家中、医院、社区卫生站等。沟通过程中，应对老年人的隐私加以保护。

（2）评估时间：为确保评估工作顺利，应提前与老年人家属约定时间并确认。如有变更应提前告知并变更评估时间。

五、评估实施流程

（一）沟通

（1）评估人员到达评估场所，向评估对象及家属进行自我介绍，并说明本次能力评估的目的、流程等。

（2）与老年人交流。“奶奶/爷爷好，我是××，这是我的工作证。之前咱们电话联系过。非常欢迎您过来。我们一会儿聊聊您的情况，可能会时间长一点，您是否需要先去卫生间方便一下呢？哦，刚去过了，好的。如果聊的过程中，您感觉累了，或者有任何不舒适，您直接说，咱们就休息一下好吧。”

（二）基本信息收集

（1）首次评估：边询问边填写“能力评估基本信息表”，内容包括评估基本信息、被评估者基本信息、联系人和信息提供者信息。

（2）阶段评估或即时评估：在入院前评估的基础上核对更新、维护基本信息。

(三) 具体项目评估

(1) 评估员按照日常生活活动、精神状态、感知觉与沟通、社会参与等具体评估表进行评估。认真填写每个项目的分值并汇总，计算出每份评估表得分。

(2) 评估方法

①询问法：询问老年人，获得答案。

②观察法：观察老年人动作、行为、反应等。

③测试法：根据评估室配备的设施设备，测试老年人如进食、穿衣、站立、转移、行走等行为能力。

④信息搜集法：查看老年人既往医疗病历、疾病诊断、临床检查报告等。

评估员在始终保障老年人安全的前提下，掌控评估时间，把握评估主题和内容，做到不评论、不协助，收到公平、公正评判结果。

(四) 确定能力等级

(1) 评估员对老年人使用评估量表进行评估后打分并签名。

(2) 评估负责人审核各项目评估表，与评估员共同进行汇总，并签名。

(五) 填写评估报告

(1) 评估结束后，评估负责人填写评估报告，确定照护等级。

(2) 向老年人及其家属告知评估结果，请家属及老年人签名确认。

(3) 当老年人及家属有异议，应主动解释评定依据。老年人或家属仍对评估结果不认同，告知其可以申请复核评估。

(六) 评估档案保存

(1) 评估资料装订成册并纳入个人档案进行管理。

(2) 档案保管暂存期限为 1 年，当老年人申请入住养老机构时应一并移交。

（3）评估资料应字迹清楚，保存完整。

（4）评估内容及信息应注意保密，不可外泄。

六、评估注意事项

1. 评估前

（1）接受评估任务应立即与委托方电话沟通，确定评估时间。

（2）备齐所需评估用物及表单。

（3）确定评估小组成员并通知到每一个人。

（4）如需入户评估，应带有录音或录像设备，并告知委托方。

（5）如果老年人目前处于生病、住院期间，应暂停评估。待身体基本康复一个月后进行评估，结果较为准确。

2. 评估中

（1）老年人行为能力评估应确保安全。

（2）受条件限制时，某些行为能力可采用同等程度的操作代替。

（3）入户评估时，应注意观察老年人居住环境、家庭成员间关系等情况，综合所见所闻，完成评估。

（4）倾听家属提供的信息，作为参考。

（5）评估表单填写应字迹清晰，不可涂改。不确定的评分项目，暂用铅笔标注。通过多种形式确认后再进行填写。

（6）评估中如出现临界值时，应由另一名评估员复评，共同确定评估结果。例如日常生活活动评分结果介于中度和重度受损的临界值，结果对老年人失能等级起决定性作用。45 分属于中度受损，40 分则是重度受损。老年人失能等级与今后制定照护计划密切相关。为准确起见，评估员应进行复评。

（7）评估中发现老年人或家属提供信息明显不够真实，尤其与实际量表评估结果出入较大时，应保持中立态度，坚持原则。确保评估结果真实。

3. 评估后

（1）所有评估项目完成后，应由两名评估员共同签名，并请老年人本人及家属签名确认。

（2）评估结果确认时，老年人存在跌倒、噎食、走失和自杀等风险，应明确告知家属，入住养老机构仍可能出现类似危险情况，与老年人能力、疾病、精神状况相关。属不可避免意外，签订知情同意书并签字。

（3）被评估老年人应留有近期照片或影像资料，与纸质评估表单一同存档，便于复核。

七、照护等级划分

（一）能力等级评定

综合日常生活活动、精神状态、感知觉与沟通、社会参与这四个一级指标的分级，将能力划分为 0、1、2、3 共计四个等级，能力等级划分标准见表 2-1-22。评估员进行能力评估是基础性评估，据此划分能力等级。对于老年人“精神状态”中的认知功能、抑郁情绪等方面的评估，应请相关专业人员进行专业评估。

表 2-1-22　能力等级划分标准

能力等级	等级名称	等级标准
0	能力完好	日常生活活动、精神状态、感知觉与沟通的分级均为 0，社会参与的分级为 0 或 1
1	轻度失能	日常生活活动的分级为 0，但精神状态、感知觉与沟通中至少一项的分级为 1 及以上，或社会参与的分级为 2； 或日常生活活动的分级为 1，精神状态、感知觉与沟通、社会参与中至少有一项的分级为 0 或 1
2	中度失能	日常生活活动的分级为 1，但精神状态、感知觉与沟通、社会参与的分级均为 2，或有一项的分级为 3； 或日常生活活动的分级为 2，且精神状态、感知觉与沟通、社会参与中有 1-2 项的分级为 1 或 2
3	重度失能	日常生活活动的分级为 3； 或日常生活活动、精神状态、感知觉与沟通、社会参与的分级均为 2； 或日常生活活动的分级为 2，且精神状态、感知觉与沟通、社会参与中至少有一项的分级为 3

注：
1. 老年人处于昏迷、昏睡或植物人状态，直接评定为重度失能。意识好转时，需重新评估。
2. 因精神性或神经性疾病导致能力下降，应根据患病程度调整级别或安排转院。

（二）能力评估结果应用

（1）评估结论作为入院、转级、制订照护计划和预防风险的依据。

（2）能力评估结果作为养老机构照护分级的主要依据。养老机构照护分为自理、介助、介护三个等级，针对不同照护等级制定相应的照护计划。

（3）风险评估结果、健康信息作为风险预防的依据，在照护计划中应重点体现，将风险告知老年人及协议人（相关人），并签订风险告知书。

（4）对于出现精神异常或自杀自伤或杀伤倾向的，可交由医疗机构的医生评估、诊断、治疗。

（三）照护等级及服务内容

1. 自理老年人

老年人日常生活完全自理，不依赖他人及照护设施设备。其照护内容包括：

（1）每天清扫房间，定时通风，保持室内整洁，空气清新，无蚊虫骚扰。

（2）协助整理床单位，定期更换被服，被服污染时，随时更换。

（3）督促老年人做好个人清洁，如洗浴、理发、修剪指甲等。

（4）定时查房，提供临时协助。

（6）组织老年人参加文娱活动。

（7）养老护理技师 24 小时值班，实施个案照护。视情况调整照护方案。

2. 介助老年人

老年人日常生活需要依赖辅助设施设备如扶手、拐杖、轮椅等。其照护主要内容包括：

（1）每天清扫房间，定时通风，保持室内整洁，空气清新。无蚊虫骚扰。

（2）协助整理床单位，定期更换被服，被服污染时，随时更换。

（3）协助老年人进行个人清洁，如晨晚间洗漱、定期洗浴、理发、修剪指甲等。

（4）协助老年人打饭，看护饮水、进餐、服药。

（5）协助如厕或床旁使用便器等。

（6）组织老年人参加力所能及的活动及康复锻炼。

（7）协助老年人更换衣裤并送洗。

（8）定时查房，提供临时协助。

（9）清洗日常用品并消毒，如餐具、水杯、专用便器等。

（10）检查坐轮椅的老年人皮肤，预防压疮发生。

（11）与老年人交流，保持愉快情绪。

（12）养老护理技师24小时值班，实施个案照护。视情况调整照护方案。

3. 介护老年人

老年人日常生活完全依赖他人照护。例如完全失能、疾病致卧床、骨折、心脑血管疾病及严重后遗症，能够坐轮椅但完全需要他人协助以及中、重度失智等。其照护主要内容包括：

（1）每天清扫房间，定时通风，保持室内整洁，空气清新。无蚊虫骚扰。

（2）为老年人整理床单位，定期更换被服。被服污染时，随时更换。

（3）为老年人实施个人清洁，如晨晚间洗漱、定期洗浴或擦浴、理发、修剪指甲等。

（4）为老年人打饭，喂水、喂饭及服药。

（5）为老年人更换照护垫、尿裤，床上使用便器及倾倒等。

（6）为老年人翻身并检查皮肤情况，预防压疮发生。

（7）为老年人更换衣裤并送洗。

（8）清洗日常用品并消毒，如餐具、水杯、专用便器等。

（9）遵照医嘱为老年人实施肢体被动运动。

（10）与老年人交流，唤醒残存能力。

（11）看护各种管路，保持通畅。

（12）在病情允许的情况下带老年人到室外沐浴阳光。

（13）养老护理技师24小时值班，实施个案照护。定时查房，提供临时协助。视情况调整照护方案。

八、照护风险的评估方法

（一）评估照护风险的重要性

随着年龄的增长，老年人的身体和心理会发生退行性的变化，老年人的安全问题日益显现。由于住院环境因素、居住条件、照护人员、疾病因素、治疗情况等不同，老年人危险因素也随之增加。在养老机构、社区和家庭照护中，预防风险、保障安全始终是最重要的。全面、准确的评估是降低照护风险的前提条件之一。

老年人常遇到的安全风险主要包括跌倒、压疮、坠床、烫伤、噎食，其次是误服、误食、误吸、走失。危险性较高的意外包括猝死、自伤、自杀及伤及他人，大多与患有心脑血管疾病及精神类疾病有关。

做好老年人各类风险评估，有针对性的采取措施，才能防患于未然。风险的存在也提示养老机构应做好安全风险防控管理要求、照护安全预案，做好养老护理技师对老年人安全照护的培训，配备安全照护的设备设施。对在院老年人进行安全教育指导，联合老年人家属，共同开展对老年人的关爱行动。让老年人无论身处哪种类照护等级都能够感受到来自不同方面的关心与照护，提高努力生活的自信心，最大程度地保障老年人的安全。

（二）照护风险管理要求

（1）建立照护风险防控管理制度，内容包括风险评估、风险告知、风险标识、风险预案以及健康宣教内容等。

（2）识别风险因素，评估不良后果并书面告知家属。

（3）根据老年人评估结果采取预防措施，例如指导选择适合的运动方式，机体及智力方面功能训练等。

（4）对存在严重风险者，应安排专人照护。

（5）对照护养老护理技师进行老年人安全风险知识培训、考核、督导与检查。

（6）照护养老护理技师除做好日常照护工作还应做好老年人日常情

况观察和记录。

(7) 对于已经发生的不良照护事件应进行原因分析、提出改进措施。必要时修订防控管理制度。

(三) 评估及安全预防操作

案例：王爷爷，90岁，生活自理，精神、饮食尚可，上个月在家跌倒过2次，现申请入住养老机构。

1. 评估

(1) 评估人员或养老护理技师与老年人在评估桌近侧坐好。由评估人员或养老护理技师持 Morse 跌倒评估量表向老年人进行询问。

(2) 评估人员或养老护理技师请老年人在室内平坦地面行走数米，观察步态及行走能力。

(3) 评估结果分为3个等级：评分≤25分为低度风险，提示有可能发生跌倒；25-45分为中度风险，提示易发生跌倒；≥45分为高度风险，提示极易发生跌倒，低危不需要再评估。王爷爷得分45分，属于中度风险。

2. 宣教及预防

(1) 低度风险：发放预防跌倒宣传手册，图文并茂，易于老年人理解。在床头悬挂“跌倒”标识，经常提示老年人注意安全，预防跌倒。

(2) 中度风险：增加巡视，叮嘱老年人行走时拄手杖，上卫生间扶握安全扶手，以免跌倒。当体位改变、感觉不适及服用镇静助眠、降压、降糖等容易导致头晕药物时，动作要放慢，必要时告知养老护理技师。指导能够独立活动的老年人穿着合适的衣裤、防滑鞋子，根据需要正确使用助行设备。

(3) 高度风险：在中度风险照护基础上，进一步加强巡视或专人看护。做好交接班，叮嘱老年人需要行走时必须有人陪同，避免独立行动，尤其是如厕、洗浴及外出。

3. 改善环境

养老护理技师检查老年人居室及经常行走的区域是否存在安全隐患。如地面是否干燥、防滑。有无障碍物、光线是否明亮柔和，是否设有安全扶手等。根据老年人身高调节床的高度（以坐在床上双脚平放地面为宜），可移动照护床应固定好脚轮。室内家居采用圆角设计等，如存在环境隐患应及时处理。

4. 照护服务人员能力

（1）养老护理技师均应经过培训方能上岗，了解老年人存在的安全问题。做到勤巡视、勤观察、勤提醒。及时给予必要的协助。在老年人容易发生跌倒时段例如晨起 4：00~6：00、晚间 20：00~21：00 进行重点老人查房。

（2）在日常服务中，养老护理技师发现老年人存在跌倒危险因素时，应进行即时评估。并及时落实预防措施，进行床头交接班。书面告知家属并签字。

第二节　老年人照护计划制订

老年人照护计划是一个系统地拟定照护方法的过程，这个过程是持续的、动态的，其目的是要确定老年人的照护重点和目标，以便指导养老护理员根据照护计划采取相应的照护措施，使老年人获得准确和安全的照护服务。

一、老年人健康问题识别

（一）不良生活习惯

（1）未能正确刷牙或长期使用同一品牌牙膏，导致口腔及牙齿问题。

（2）不吃早餐或长期进食油饼、油条类早餐，可能造成消化系统问题。

（3）水果部分腐烂舍不得扔掉，剜掉腐烂部分进食，看似完好的部分有可能通过果汁已经渗入细菌，导致老年人胃肠道疾病，甚至致癌。

（4）进食过饱，尤其晚餐，会增加胃肠负担，如果进食大量肉类，还可能造成血脂增高，导致动脉血管粥样硬化。经常饱食，还会诱发糖尿病、胆囊炎、胆石症等疾病。

（5）进食过多含糖食物。老年人摄入过多含糖食品，由于代谢机能变慢，可能转化成脂肪存储，同样容易造成高血脂、高血糖以及血管动脉粥样硬化。

（6）进食过快。部分老年人习惯进食过快。某些失智老年人也表现为进餐时狼吞虎咽，进食过快会导致瞬间胃部胀满，容易引起消化不良、胃部不适，还易发生噎食。噎食是老年人群体容易发生的安全事件之一，如果处理不够及时，存在窒息的生命危险。

（7）排便过于用力。老年人由于运动减少、饮食过于精细等原因，大多数有便秘情况，应养成按时排便习惯，每日进行腹部按摩，必要时遵医嘱使用通便药物。切不可强行用力排便。用力过大有可能增加腹内压力，进而使血压升高，过分用力还会发生晕厥甚至脑出血，危及生命。

（8）站立穿着。部分老年人自认为身体康健，站立穿着衣裤，一旦站立不稳容易发生跌倒，造成摔伤、跌倒，甚至骨折等严重不良后果，应坐稳穿着衣裤。

（9）裤带系成死结。部分老年人习惯使用布条状腰带，由于手抖、着急如厕等多种原因，常常会将裤带打成死结，造成便溺。建议老人穿着松紧带裤装，方便穿脱及如厕。

（10）餐后立即躺卧。餐后容易犯困，原因是部分血液用于胃部帮助消化食物，大脑缺血缺氧产生困倦，但建议稍事活动或静坐半小时，避免立即躺卧造成食物返流，老年人易感烧心，食物返流有可能对食道造成溃疡。

（11）贴身衣物穿着时间过长。贴身内衣、内裤穿着较长时间，不进行清洗或更换，存在健康隐患，汗渍、分泌物容易附着在衣裤上，对局部肌肤产生刺激，尤其对泌尿及生殖系统可能造成感染。内衣内裤应勤更换、勤清洗。内衣内裤穿着时间较长、已经发生松懈或变色应换新。

（12）被褥欠缺晾晒。老年人由于体力欠佳式意识上疏忽，被褥、枕头等常年缺少晾晒，床单、被罩及枕套等换洗间隔时间偏长，并且喜欢起床后立即整理床铺，叠起被褥。上述操作很大程度上容易导致被褥上霉菌、螨虫滋生，影响老年人健康及睡眠质量。建议起床后棉被反转晾晒一下再叠被。床单、被罩及枕套应每周更换清洗，天气好的时候将被褥放在阳光下晾晒。

(13) 随身手绢未及时清洗。老年人随身带手绢，既环保又方便。但老年人容易忽略对其清洗。一条手绢擦手、擦眼又擦嘴，在未及时清洗的情况下，反而成了病菌的携带传播体，因此，手绢用后应及时清洗。

(二) 衰老及失能带来的心理问题

(1) 黄昏心理。因年高使行动变得迟缓，产生心理落差，出现黄昏心理。

(2) 自卑心理。当老年人生病需要照顾，经济来源不够宽裕，或由较高职位离退休成为普通老年人时，内心存在无力感，常常会让他们认为自己成了家庭和社会的负担，从而产生自卑心理。

(3) 缺乏安全感。安全是个体基本需要，老年人相对于年轻人更易缺乏安全感。他们一方面希望与外界保持沟通交流，另一方面感受到外界快速变化，觉得自己与社会脱节，孤独无助，找不到存在的价值，有较强烈的无用感。

(4) 恐惧和绝望心理。老年人健康状况发生变化，进入失能状态，特别是短期内需要人员辅助时，对疾病预后会产生恐惧，担心失去亲人、朋友。当感受不到亲人的关爱时，有可能产生绝望心理，甚至会有轻生的念头。

(5) 暴躁情绪倾向。疾病及并发症或后遗症导致老年人失能，使老年人从完全自理状态直接变成需要他人协助，常易导致性格脾气明显改变，变得暴躁、易怒。

(三) 老年人生活能力下降

(1) 日常生活能力降低包括家务活动自理、交流、运动、等方面。

①家务劳作能力降低，不能独立完成购物、洗衣、做饭、打扫卫生等。

②交流能力降低，打电话、阅读、书写、使用电子设备、识别标识存在障碍，交流能力降低。

③进食能力降低，咀嚼食物、吞咽食物及使用餐具能力降低。

④自理能力降低，穿脱衣裤、鞋袜、系纽扣、鞋带等能力降低。

⑤洗漱能力降低，洗手、洗脸、刷牙、洗头、洗澡等能力降低。

⑥修饰能力降低，梳头、剃须、修剪指甲及修饰容妆等方面能力降低。

⑦排便需要协助，不能独自完成或完全需要他人帮助。

⑧老年人移动及床上体位转换能力降低，行走能力下降或需要协助使用助行设备，卧床老年人无力进行体位转换等。

（2）听力或视力下降，引发行动迟缓、沟通障碍，增加意外发生的概率。

（3）老年病、慢性疾病导致老年人整体能力降低，需要他人照护。

（四）照护不当引发老年人健康问题

（1）压疮：针对卧床或坐轮椅老年人，看护不当，未定时翻身、变换体位，未及时清洁身体或局部皮肤等，会造成压疮。

（2）噎食及误吸：对有进食困难及卧床或鼻饲老年人，未能看护进食，或喂食速度过快，体位摆放不当以及进食后直接处于平卧位等，造成噎食及误吸。

（3）跌倒：未加强巡视或未对有跌倒危险的老年人进行经常性的提示以及未采取必要的照护措施，导致老年人发生跌倒。

（4）坠床：对各种原因可能引发老年人发生头晕、血压降低等情形未加重视，或对卧床老年人未给予安装床档等防控措施，导致老年人发生坠床。

（5）烫伤或冻伤：未能提示老年人远离热源，或用冷、用热操作不当，导致老年人发生烫伤或冻伤。

二、制订老年人照护计划

（一）照护计划概念

照护计划是指养老护理技师在照护老年人过程中针对照护工作任务或某些需要解决的照护问题，制订工作方案或计划的过程。这个过程需要伴随老年人在院期间的整个阶段，通过制订照护计划，确保老年人得到优质的照护服务。

照护计划也称为个人照护计划，是养老机构对老年人家属的承诺，是照护收费的依据，也是养老护理技师的工作内容。照护计划是在老年人能力等级评估后，根据老年人生理、心理、社会交往、个人习惯等方面问题而制定，能够使养老护理技师的工作有条理、有依据，也能使老年人获得更加富有个性化的照护，利于老年人慢性病的控制及延缓机能减退。

（二）照护计划制订原则

（1）在对老年人存在的健康问题及相关因素进行全面、细致评估的基础上制订照护计划，因而须加强与老年人及家属的沟通，掌握关键信息。

（2）对收集到的资料进行最基本分析，确定其存在照护危险因素，制定更有针对性的照护措施。

（3）制订计划时，应考虑到老年人的身体情况及心理情况，同时要了解家庭及经济情况，保障制订照护计划的可行性，必要时应做好协调工作，使照护工作能够顺利展开，提高照护效果。

（4）计划的制订还应考虑到潜在的、有可能出现的问题，照护计划随新情况的出现而重新修订。

（5）制定计划应有一定的弹性，减少新问题出现的可能，使制订的计划有约束性及严肃性，保障照护目标的实现。

（三）制订计划的目的

（1）要确定老年人的照护重点和目标以及养老护理技师要实施的照护措施，提高自我照顾能力。

（2）督促的作用：如果没有一个量化的指标，养老护理技师的自觉性会降低，会产生惰性，很容易出现照护工作的滞后，照护质量下降，留下安全隐患等，照护计划可以预防和纠正在实施照护措施中可能出现的偏差。

（3）提示作用：在照护措施的实施中，可以起到提醒的作用，避免了由于照护工作的烦琐与紧张所带来的忙乱，导致照护工作的疏漏。

（4）理清思路的作用：养老护理技师对与照护工作的安排与实施，有了一些思考与分析，已是胸有成竹，即使有些小问题，也可及时有效地解决。

（5）备案的作用：在照护工作中，如出现了异常，可以对之前的工作进行检查与分析，找出问题所在，可以及时地进行补救。

（四）照护计划种类

（1）短期计划，包括日服务内容和周服务内容，例如每日各时间段应完成的照护内容，如 7：00 洗漱、7：30 分进餐、9：30 喝水、10：00 运动等。

（2）长期计划，包括月服务内容、年度内应完成内容等。例如每月或隔月理发、年度体检等。

三、照护计划制订方法

（一）制订方法

1. 评估

首先要确定老年人的健康状况和老年人的健康需求及家庭特殊需求等，了解老年人的感受和想法，尤其应注意老年人心理、营养、用药、安全等方面的问题。

2. 问题分析

寻找问题出现的原因和危险因素，如天气因素、环境因素、疾病因素，等等。

3. 制订计划

与老年人共同制订照护照顾计划，有针对性地开展各种途径和方式的健康教育和提供照顾措施。内容包括：制订计划日期、照护问题、照护措施、执行人签字。

4. 计划排列顺序（即确定照护重点）

一个老年人可同时有多个照护问题，制订计划时应按其重要性和紧迫性排出主次，一般把威胁最大的问题放在首位，其他的依次排列，这样照护服务人员就可根据轻重缓急有计划地进行工作。

通常可按如下顺序排列：

（1）首选问题：是指会威胁病人生命，需立即行动去解决的问题。如清理呼吸道无效（痰液黏稠不易咳出）、潜在的暴力行为等。

（2）中选问题：是指虽不会威胁病人生命，但能导致身体上的不健康或情绪上变化的问题，如活动无耐力易摔倒、皮肤水肿易受损等。

（3）次选问题：指老年人应对发展和生活的问题。如营养失调、娱乐能力缺陷等。

（二）制订计划的要求

（1）从开始接触老年人到服务结束均需要根据老年人在不同时段的需要制订相应的照护计划。

（2）计划要有针对性，个体化，不能千篇一律。

（3）计划要有科学性，体现以老年人为中心，满足老年人对照护的需求。

（4）照护措施必须安全，防止并发症发生，如伤口换药时，注意无菌操作，防止伤口感染。

（5）计划要详实、具体。

（三）设定预期目标

照护预期目标是通过照护活动，期望老年人达到的健康状态。

（1）陈述方式：照护预期目标的陈述有 5 个部分：主语、谓语、行为标准、条件状语和评价时间。

（2）分类：照护预期目标分两类：7 天内可实现的目标叫短期目标，需较长时间才能实现的目标叫长期目标。

（3）陈述目标的注意事项：

①目标的主语是老年人或老年人身体的一部分。

②陈述要简单明了，切实可行，属于照护工作范围。

③目标要有针对性。

④目标应有具体时限，可观察和可测量。

⑤目标应与康复工作相一致。潜在健康问题的目标可放在预防其发

生或进展以及配合急救上。

（四）制订照护措施

照护措施是养老照护服务人员为帮助老年人达到预定目标所需采取的具体操作方法。通常围绕导致老年人生活及健康问题的原因而制订。

（1）照护措施内容包括照护级别、饮食照护、排泄照护、睡眠照料、清洁照护、疾病照护、基础照护、心理照护、功能锻炼、健康教育等。

（2）依据老年人能力等级标准进行具体照护措施的制订。

①能力尚可的老年人。

a）督促老年人早、中、晚定时用餐。

b）协助代采购日常用品。

c）督促安排老年人做好个人卫生（包括洗澡、漱口、洗脸、洗手、洗头、洗脚等个人清洁）及更换衣裤。

d）为老年人做好室内及床单的卫生工作，每周更换、清洗被服。

e）组织并督促老年人参加集体文娱活动。

②轻度失能的老年人

a）对老年人日常生活予以协助。

b）协助更换衣裤、修剪指（趾）甲，提醒理发、剃须。

c）协助老人如厕。

d）保持生活环境清洁。

e）做好老年人夜间照护服务。

f）鼓励老年人参加集体文娱活动。

③中度失能的老年人

a）满足老年人合理需要，及时提供帮助。

b）使用助行设备协助中度失能老年人如厕及康复锻炼。

c）协助进餐、排便及做好睡眠照护。

d）协助更换衣裤、更换被服及做好个人卫生。

e）做好老年人安全保护，必要时使用保护用具如床档、安全带等。

f）做好老年人心理护理，发现不良情绪及时调整。

④重度失能的老年人

a）为老年人提供全部生活照护服务。

b）做好生命体征及病情观察，预防突发意外的发生。

c）定时协助翻身并记录，预防压疮、坠积性肺炎的发生。

d）根据医嘱对老年人肢体进行被动活动，避免肢体挛缩。

e）为老年人播放音乐、歌曲，与老年人交谈，保存思想意识。

f）创造条件，协助老年人晒太阳，感受大自然气息。

（五）制定照护措施的注意事项

（1）依据老年人的具体情况制定个性化照护措施。

（2）照护措施应针对照护目标。

（3）照护措施应符合实际，体现个性化照护。

（4）照护措施内容应具体、明确、全面。

（5）照护措施应保证老年人的安全，使老年人乐于参与。

（6）应有科学的依据。

（7）应与相应医疗工作相协调。

（六）照护计划文本

照护计划文本将健康问题及需求、照护预期目标、具体照护措施等按一定表格或文本格式呈现（表2-2-1）。

表2-2-1　个性化照护计划（参考模版）

房间号		姓名		性别		年龄	
能力等级		照护等级		制订日期		有效日期	

时段	服务项目		服务内容
早晨（6：00~7：00）	起居	晨间照护	提示　协助　帮助
		修饰	提示　协助　帮助
		开窗通风	提示　帮助

续表

时段	服务项目	服务内容
早晨 （6：00~ 7：00）	如厕	提示　协助　帮助 床旁使用便器　倾倒 床上更换护理垫　床上更换尿裤
	饮水	提示　协助　帮助（喂水）
早餐 （7：00~ 8：30）	餐前准备	提示 协助（准备餐具、摆放体位、佩戴义齿、打饭）
	进食	提示（巡视、细嚼慢咽） 协助（剔除鱼骨、肉骨） 帮助（喂饭、鼻饲）
	漱口	提示　协助　帮助（口腔擦拭）
	清洗餐具	提示　帮助
上午 （8：30~ 11：30）	参加（室内外）活动及锻炼	提示 协助（看护行走、轮椅推行） 帮助（直接与老年人互动、被动肢体活动）
	饮水及加餐	提示　协助　帮助（喂水、水果、干果等）
	如厕	提示　协助　帮助 床旁使用便器　倾倒 床上更换护理垫　床上更换尿裤
	就医	提示　协助　帮助
午餐 （11：30~ 13：00）	餐前准备	提示 协助（准备餐具、摆放体位、佩戴义齿、打饭）
	进食	提示（巡视、细嚼慢咽） 协助（剔除鱼骨、肉骨） 帮助（喂饭、鼻饲）
	漱口	提示　协助　帮助（口腔擦拭）
	清洗餐具	提示　帮助
中午 （13：00~ 14：00）	午休	提示 协助（关闭窗帘、铺床、关闭门窗） 帮助（摆放体位、翻身、更换衣服等）

续表

时段	服务项目	服务内容
下午（14：00~17：00）	开窗通风	提示　　帮助
	参加（室内外）活动及锻炼	提示 协助（看护行走、轮椅推行） 帮助（直接与老年人互动、被动肢体活动）
	饮水及加餐	提示　协助　帮助（喂水、水果、干果等）
	如厕	提示　协助　帮助 床旁使用便器　倾倒 床上更换护理垫　床上更换尿裤
晚餐（17：00~18：30）	餐前准备	提示 协助（准备餐具、摆放体位、佩戴义齿、打饭）
	进食	提示（巡视、细嚼慢咽） 协助（剔除鱼骨、肉骨） 帮助（喂饭、鼻饲）
	漱口	提示　协助　帮助（口腔擦拭）
	清洗餐具	提示　　帮助
晚上（18：30~20：30）	晚间洗漱	提示　协助　帮助（口腔擦拭）
	如厕	提示　协助　帮助 床旁使用便器　倾倒 床上更换护理垫　床上更换尿裤
	饮水	提示　协助　帮助（喂水）
	睡眠照护	提示 协助（调节室温、铺床） 帮助（检查皮肤、更换舒适卧位、清扫床铺、关闭门窗、关闭大灯、开地灯等）
夜间（20：30~6：00）	巡视	查房（1次/2小时） 睡眠不良者查找原因并处理 为卧床者更换护理垫或尿裤 解决夜间突发问题
24小时	其他	1. 2. 3.

照护计划周、月安排

<table>
<tr><td colspan="9">房间号及床号：　　　　　　　　姓名：　　　　　　年龄：</td></tr>
<tr><td colspan="9">周安排</td></tr>
<tr><td colspan="2">服务内容</td><td>周一</td><td>周二</td><td>周三</td><td>周四</td><td>周五</td><td>周六</td><td>周日</td></tr>
<tr><td colspan="2">剪指/趾甲</td><td></td><td></td><td></td><td></td><td></td><td></td><td></td></tr>
<tr><td rowspan="3">洗澡</td><td>□协助</td><td></td><td></td><td></td><td></td><td></td><td></td><td></td></tr>
<tr><td>□帮助</td><td></td><td></td><td></td><td></td><td></td><td></td><td></td></tr>
<tr><td>□给予</td><td></td><td></td><td></td><td></td><td></td><td></td><td></td></tr>
<tr><td colspan="2">整理衣柜</td><td></td><td></td><td></td><td></td><td></td><td></td><td></td></tr>
<tr><td colspan="2">清洁冰箱</td><td></td><td></td><td></td><td></td><td></td><td></td><td></td></tr>
<tr><td colspan="2">更换衣裤</td><td></td><td></td><td></td><td></td><td></td><td></td><td></td></tr>
<tr><td colspan="2">更换被服</td><td></td><td></td><td></td><td></td><td></td><td></td><td></td></tr>
<tr><td colspan="2"></td><td></td><td></td><td></td><td></td><td></td><td></td><td></td></tr>
<tr><td colspan="9">月安排</td></tr>
<tr><td colspan="2">服务内容</td><td colspan="7">时间安排</td></tr>
<tr><td colspan="2">理发</td><td colspan="7"></td></tr>
<tr><td colspan="2">重大活动</td><td colspan="7"></td></tr>
<tr><td colspan="2">其他</td><td colspan="7"></td></tr>
<tr><td colspan="9">年度安排</td></tr>
<tr><td colspan="2">服务内容</td><td colspan="7">时间安排</td></tr>
<tr><td colspan="2">定期体检</td><td colspan="7"></td></tr>
<tr><td colspan="2">其他</td><td colspan="7"></td></tr>
</table>

计划制订人：　　　　　　　部门主任：　　　　　　　日　期：

（七）制订照护计划操作

案例：

李奶奶，女，90 岁，十年前出现记忆力下降，经常说自己丢东西，怀疑有人进了她房间，有人要害她，极度缺乏安全感。家人认为老人糊涂了，未予重视。两年后，老人脾气越来越暴躁，偶尔出现攻击行为，与人沟通较少，不愿意出门。近期老人出现睡眠颠倒，夜间游走。前不久老人不慎跌倒，导致股骨颈骨折。就医后，医生建议保守治疗，卧床休养。目前李奶奶活动受限，不能自行进食。

1. 评估存在的照护问题

（1）躯体活动障碍。

（2）有皮肤完整性受损的危险。

（3）有营养不良的危险。

（4）睡眠紊乱。

（5）活动能力下降。应用巴氏指数量表评定。

（6）有坠床危险。应用 Morse 跌倒危险因素评估量表评定。

（7）被害妄想。应用 MMSE 量表评估。

（8）有伤及他人的危险。

（9）有抑郁的可能。应用抑郁量表评估。

2. 设定预期目标

（1）近期目标，三个月内保障营养摄入充足。长期目标，实现自行进食。

（2）长期目标，避免便秘的发生。

（3）近期目标，2 周内夜间连续睡眠达 4 小时。长期目标，睡眠颠倒纠正。

（4）长期目标，不发生压疮。

（5）近期目标，减少行为和精神症状出现，4 次/周以下。长期目标，4 次/月以下。

3. 制订照护计划

（1）进餐前，协助排便，洗手。

（2）三餐定时，采取床上半坐位喂食。进食后，保持体位 30 分钟，避免食物返流。

（3）进食高蛋白、营养丰富并富含膳食纤维食物。

（4）做好进食进水观察。观察有无呛咳、噎食等意外发生。

（5）鼓励老人拿取食物自主进食。

（6）根据药物说明，核对后，协助老人服药，观察用药后反应。

（7）定时给予便器，排便后及时通风。

（8）老年人出现便秘时，遵医嘱使用缓泻药物或开塞露通便。必要时给予人工取便。

（9）老年人卧床期间使用一次性护理垫，注意及时更换。

（10）经常检查臀部皮肤情况。

（11）创造良好睡眠环境。调整室内温湿度，及时关闭门窗、窗帘。

（12）晚间减少饮水量，避免夜尿过多影响睡眠。

（13）夜间2小时巡视一次，观察老人睡眠情况。

（14）发现老人睡眠问题，告知医护人员共同商讨解决办法。

（15）每日晨起、睡前及三餐后清扫床单位，保持床单位清洁干燥、平整、无渣屑。

（16）每日开窗通风，保持空气清新，无异味。

（17）协助老人穿着柔软宽松棉质衣服，每周更换一次被服、衣服。

（18）被服、衣服被水渍、尿、便打湿时及时更换。

（19）做好晨晚间清洁。

（20）每2小时协助老人翻身、叩背，检查受压部位皮肤情况并记录。

（21）保持臀部及周围皮肤清洁干燥。防止汗、尿、粪浸渍引起压疮。

（22）保持肢体处于功能位。

（23）与老人沟通，了解老人需求并及时满足。

（24）加强看护，避免使用约束用具。

（25）采用肢体语言给予安慰或安静陪伴。温柔安慰，转移注意力。

（26）老年人出现激越行为，给予理解、包容，转移注意力。

（27）与家属沟通，了解老人过去的生活习惯和喜好，安排适宜的活动。

（28）在社工指导下，安排适宜认知、记忆、计算力训练。

（29）在确保安全情况下，允许老年人发泄不满情绪，比如摔打一些无关紧要的物品，如抱枕、布偶等。对空大喊缓解自己的冲动情绪。

（30）在医护人员积极治疗原发病时，做好协助看护，发现问题及时报告。

（31）根据需要协助完成体温脉搏测量。

（32）协助康复医生进行康复活动，如肢体被动活动。

（33）条件允许时，协助老人晒太阳，促进康复，改善心情。

（34）离开老年人身旁时，立即拉起床档。

4. 照护计划评价

（1）照护计划实施一段时间后，查看老年人是否整体情况向好的方面发展。

（2）查看近期目标是否实现，评价实施的措施是否有效。

5. 照护计划调整

（1）根据评价结果，保留有效措施。

（2）对老年人机体改善不明显的方面，进行再次评估，调整照护计划或措施。

四、老年人照护计划的调整

老年人照护是一个长期性的工作，身体状况随时变化，存在很多不确定因素。照护工作同样是一个动态、变化的服务过程。加强观察，及时评价或定期评价，有序进行调整照护计划及措施，使之更适合于服务老年人。

1. 及时评价

及时评价在实施护理措施后的效果，有利于养老护理技师根据实际情况及时修改照护措施。例如照护问题是老年人发生了便秘，所设照护目标是今日内排便 1 次，护理措施可以采用腹部按摩，增加饮水量，进食香蕉、火龙果等能够促进排便的水果，必要时遵照医嘱使用开塞露通便等。及时照护评价今日内老年人是否排便。如果老年人排便成功，即达到了预期目标，说明照护措施有效；如未排便，说明照护目标未能达到，需要修改计划，采取其他通便方法，如人工取便或请专业护理人员进行灌肠等。

2. 定期评价

老年人的某些健康问题有时需要很长时间才能解决，因此养老护理技师需要在长期照护过程中边照护，边跟踪，边访谈，并进行定期评估。这种评估有利于观察健康的动态变化，有利于养老护理技师取消无效的照护措施，按照实际需要修改照护计划。例如老年人长期卧床，活动减少，潜在健康问题是存在发生便秘的可能，其长期目标是保持大便通畅，不发生便秘。照护措施是鼓励多吃蔬菜、水果；教会老年人进行自我顺时针腹部按摩等。分阶段照护目标是排便通畅，未发生便秘，即达到了预期目标，说明护理措施有效；如大便有时通畅，有时出现排便困难，说明目标部分达到，需要修改计划，增加促进通便的照护措施。

五、老年人能力评估报告的撰写

（一）老年人能力评估报告撰写内容

1. 老年人能力评估基本信息表

（1）评估基本信息表

评估基本信息表包括了老年人的评估单编号、评估的基准日期以及评估的原因（接受照护服务前的初评、接受服务后的常规评估、身体状况发生变化后的即时评估、评估结果有异议时的复评等）。

（2）被评估者的基本信息表

被评估者的基本信息表包括老年人的姓名、性别、年龄、身份证号、社保卡号、民族、文化程度、宗教信仰、居住情况、医疗费用支付方式、经济来源、疾病诊断、近期健康状况及意外事件发生情况等内容。

（3）信息提供者及联系人信息表

信息提供者及联系人信息表，内容包括信息提供者的姓名、与老年人的关系、联系方式、居住地址等内容。

2. 老年人能力评估表

（1）日常生活活动能力评估表

主要内容包括进食、洗澡、修饰、穿衣、大便控制、小便控制、如厕、床椅转移、平地行走、上下楼梯等多种条目。根据总分及等级判定标准，确定老年人日常生活活动分级。

（2）精神状态评估表

主要包括认知量表、抑郁量表、精神状态量表等，针对老年人进行精神状态及分级的判定。

（3）感知觉与沟通评估表

主要包括老年人的意识水平、视力、听力、沟通能力等，对老年人进行感知觉与沟通功能的评定。

（4）社会参与评估表

社会参与评估内容主要包括老年人的生活能力、工作能力、时间/空间定向力、人物定向力、社会交往能力等方面，进行老年人社会参与状况的分级。

3. 老年人能力评估报告

老年人能力评估报告是根据各项评估结果进行汇总后形成的文字报告。全面评价出老年人身体状况，存在的健康问题，需要获得的照护措施与等级对比，判定老年人目前所对应最终照护等级，为老年人及家属提供照护建议。

在能力评估报告的落款应由两名评估人员进行复核并签名，注明评估日期。同时，由信息提供者或是老年人监护人进行确认后签名并填写日期。

（二）老年人能力评估报告撰写要求和规范

（1）老年人能力评估报告首页、评估表格、评估结果应由专业评估人员书写。辅助检查报告单应由相应专业医务人员出具。实习人员、试用期人员书写的健康档案，应由有资质的医务人员审阅并签名。

（2）初评应于老年人入院后尽快完成入院能力评估报告记录，填写初评相关表格。

（3）第三方专业评估人员应于老年人能力评估后，将各类评估表及评估报告汇总并装订成册存档。

（4）老年人入住养老机构，评估报告应一同交给养老机构。养老机构中的养老护理技师对于老年人评估报告进行阅读，并据此制订照护计划。

（5）养老机构中的养老护理技师对于本机构的老年人，每6个月至少书写一次能力评估报告记录。对于身心不适或出现病情变化的老年人，应及时进行能力评估并填写即时评估报告。书写老年人能力评估报告记录应标明记录时间和具体内容。

（6）辅助检查报告及疾病诊断，老年人入住养老机构期间所做的各项检验、检查结果的记录，医务人员出具辅助检查报告应准确、无误，可作为评估报告的参考资料。

（7）老年人健康状况发生变化时，或者需取得书面同意方可进行的医疗保健等活动时，应及时告知老年人或家属，老年人能力评估报告中需要医务人员、老年人或家属签名时，应由本人亲笔签署。

（8）老年人能力评估报告记录应客观、准确、及时、完整、规范。应使用专业术语，文字工整，字迹清晰，易于识别，表述准确，语句通顺。应使用蓝黑墨水、碳素笔书写。

（9）老年人能力评估报告书写过程中出现错字时，应用红色双线划在错字上，并在旁边修正并签全名。不得采用涂改、粘贴等方法掩盖或去除原来的字迹。

（10）老年人能力评估报告应使用阿拉伯数字书写日期和时间，采用 24 小时制记录。

（11）老年人入住养老机构期间，能力评估报告排列顺序为：评估基本信息表、被评估者的基本信息表、老年人各项能力评估表及其他相关记录。

（12）老年人出院、死亡，照护服务人员应在 24 小时内对能力评估报告、评估表格与各项记录进行整理放入档案袋并送交档案管理部门。

（13）归档后的老年人档案包括能力评估报告等相关资料应保存 10 年。

（三）老年人能力评估报告撰写注意事项

（1）老年人能力评估报告书写真实准确。

（2）填写老年人能力评估报告应字迹工整、清晰，不可随意涂改。

（3）当出现填写错误时，应用双线划在错误处，旁边进行修改并签全名及日期。

（4）老年人能力评估报告应使用专业术语。

（5）老年人能力评估报告应由相应专业技术人员按照规定的内容填写并签名。

（6）老年人能力评估报告一律使用阿拉伯数字书写日期和时间，采用 24 小时记录。

（7）老年人能力评估报告中涉及知情同意书时，应有老年人或家属

（委托人）签字。

（8）老年人能力评估报告中的相关疾病诊断、健康档案应一同存档。

（9）在老年人离院或死亡后，老年人能力评估相关资料与照护文件应及时归档。

第三章　养老服务机构质量管理

第一节　养老服务机构质量管理政策依据

养老护理技师应具备管理的角色和能力，作为养老服务机构的管理角色应当熟悉并掌握行业相关的政策法规，保证养老服务机构在国家政策法规、标准的允许范围内开展建设、服务与经营管理。根据新修改的《中华人民共和国老年人权益保障法》相关要求，做好贯彻落实工作，深化养老服务领域“放管服”改革，推动养老服务业更好更快发展。

一、养老机构备案管理

养老机构应当依照《中华人民共和国老年人权益保障法》等法律法规和标准规范的规定开展服务活动，《中华人民共和国老年人权益保护法》的核心是保护老年人的合法权益。全文包括总则、家庭赡养与扶养、社会保障、社会服务、社会优待、宜居环境、参与社会发展、法律责任等内容。

（一）不再实施养老机构设立许可

（1）市、区民政局不再受理、办理养老机构（含街道乡镇养老照料中心）设立许可事宜。

（2）依法做好登记和备案管理：

可直接向市场监管部门申请经营性养老服务机构登记或依照《民办非企业单位登记管理暂行条例》规定，向民政部门申请民办公益性养老机构登记；已经取得养老机构设立许可证且在有效期的仍然有效，有效期届满后不再换发许可证。

（二）依法做好备案工作

（1）养老机构登记后即可开展服务活动，并应当向民政部门备案，真实、准确、完整地提供备案信息，填写备案书和承诺。

设置养老机构备案书（样式）

民政局：

经我单位研究决定，设置一所养老机构，该养老机构备案信息如下：

名称：　　地址：

法人登记机关：　　法人登记号码：

法定代表人（主要负责人）：　　公民身份号码：

服务范围：　　服务场所性质：自有/租赁

养老床位数量：　　服务设施面积：　　建筑面积：　　占地面积：

联系人：　　联系方式：

请予以备案。

备案单位：（章）

年　　月　　日

备案承诺书

本单位承诺如实填报的备案信息，并将按照相关法律法规的要求，及时、准确报送后续重大事项变更信息。

承诺已了解养老机构管理相关法律法规和标准规范，承诺开展的养老服务符合《养老机构基本条件告知书》载明的要求。

承诺按照诚实信用、安全规范、以人为本的原则和相关国家和行业标准开展养老服务，不以养老机构名义从事欺老虐老、不正当关联交易、非法集资等损害老年人合法权益和公平竞争市场秩序的行为。

承诺主动接受并配合民政部门和其他有关部门的指导、监督和管理。

承诺不属实，或者违反上述承诺的，依法承担相应法律责任。

备案单位：（章）

法定代表人（主要负责人）签字：

年　　月　　日

2. 民政部门应当提供备案回执，书面告知养老机构运营基本条件，以及本区域现行养老服务扶持政策措施清单。

设置养老机构备案回执

编号：

年　月　日报我局的《设置养老机构备案书》收到并已备案。

备案项目如下：

名称：

地址：

民政局（章）

年　　月　　日

养老机构基本条件告知书

养老机构应当依照《中华人民共和国老年人权益保障法》等法律法规和标准规范的规定开展服务活动，并符合下列基本条件：

1. 应当符合《中华人民共和国建筑法》《中华人民共和国消防法》《无障碍环境建设条例》等法律法规，以及《老年人照料设施建筑设计标准》（住房城乡建设部公告 2018 年第 35 号）、《建筑设计防火规范》（住房城乡建设部公告 2018 年第 36 号）等国家标准或者行业标准规定的安全生产条件，并符合环境影响评价分类管理要求。依照《中华人民共和国安全生产法》第 17 条规定，不具备安全生产条件的，不得从事经营服务活动。

2. 应当符合《养老机构管理办法》规章。

3. 开展医疗卫生服务的，应当符合《医疗机构管理条例》《医疗机构管理条例实施细则》等法规规章，以及养老机构内设医务室、护理站等设置标准。

4. 开展餐饮服务的，应当符合《中华人民共和国食品安全法》等法律法规，以及相应食品安全标准。

5. 法律法规规定的其他条件。

6. 养老机构登记事项变更的，应当及时办理备案变更手续。

（三）养老机构登记备案流程（图 3-1-1）

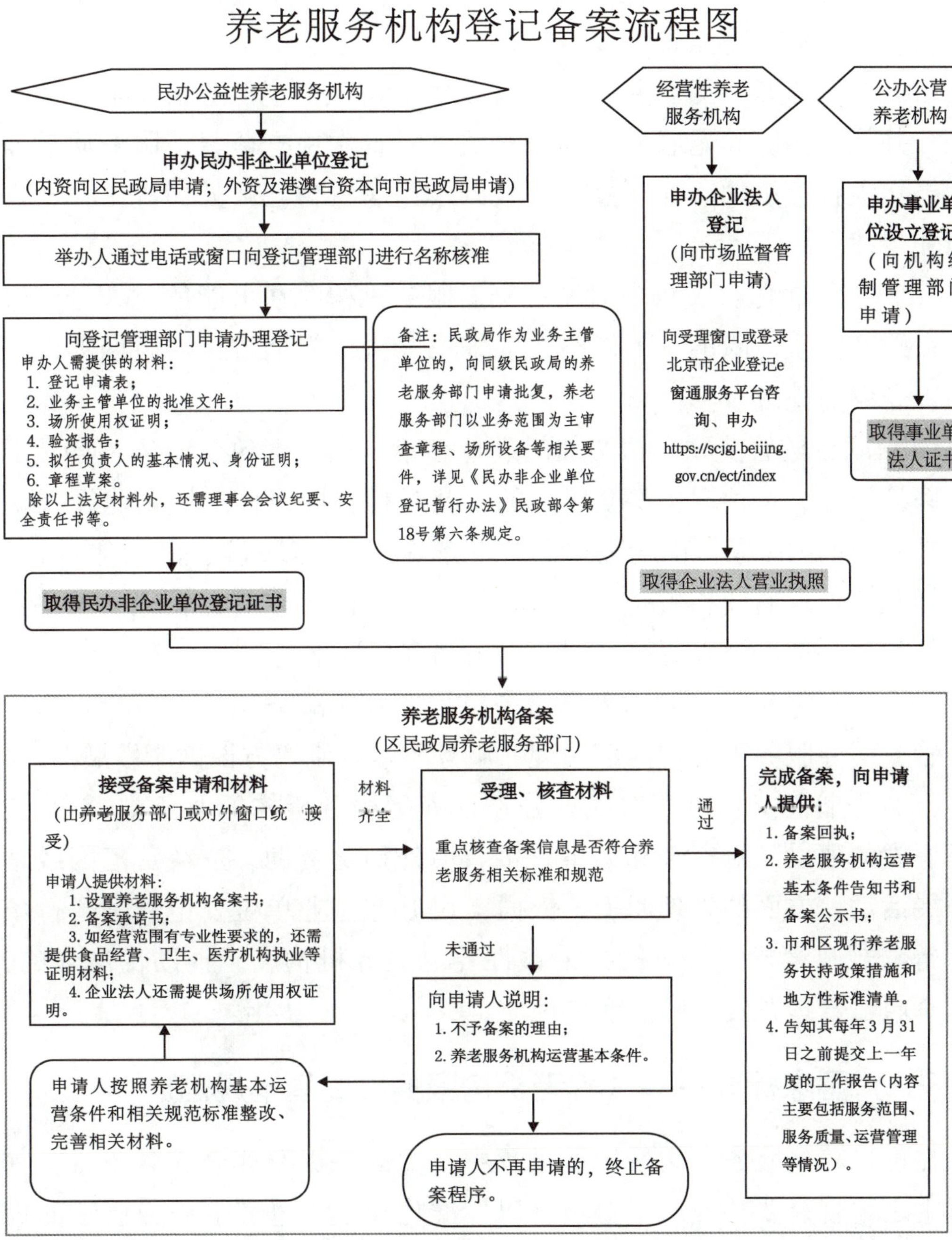

图 3-1-1　养老服务机构登记备案流程图

二、养老服务机构事中事后监管

（1）监管主体：各区民政局牵头协调同级相关部门组织实施辖区内养老服务机构的专项监管工作。

（2）监管职能：督促指导街道（乡镇）落实养老服务机构监管属地责任，并依法做好养老服务机构市场监管、日常检查监督、服务质量监管、老年人权益维护、处理投诉举报以及违法行为行政处罚等工作，促进行业自律。

（3）监管措施：过程中对发现养老服务机构存在可能危及人身健康和生命财产安全风险的，下发整改通知书，责令限期改正；逾期不改正的，责令停业整改。

（4）联合监管：联合执法部门进行整治。属于建筑、消防、食品卫生、医疗服务、特种设备安全风险的，及时抄告同级住房城乡建设（房屋管理）、应急管理、市场监管、卫生健康、生态环境、消防等部门，并积极配合做好后续相关查处工作。情节严重的告知登记管理机关，由登记管理机关依法予以行政处罚乃至吊销登记证书。

（5）监管效能：加强对养老服务机构的养老服务相关业务指导和行业监管，引导服务机构在内部治理、服务质量控制等方面健康发展。

（6）监管意义：落实对民办公益性养老服务机构的业务主管职能，履行好党的建设，对资金和人事，接收境外捐赠资助，按经营范围或章程开展活动等方面的管理职责。依据《民办非企业单位登记管理暂行条例》等法规政策规定，对民办公益性养老服务机构属于捐助性法人的，要认真履行管理职责，防止变更性质。

（一）国家标准——《养老机构服务质量基本规范》

在推进养老服务高质量发展进程中，关键是提升养老服务质量，其中重中之重就是要补齐质量短板，以标准化建设促进养老服务质量的提升，就是我国养老服务质量标准体系建设中的重要一环，也是我国养老机构服务质量的重要判定依据。

（二）国家标准——《养老机构等级划分与评定》

（1）标准填补了养老机构等级国家标准空白，健全了养老机构分级标准体系，通过客观、公正、透明的评价，引导养老机构提供优质服务。

（2）《养老机构等级划分与评定》的指导思想，即以服务为重，同时对养老机构环境、设施设备、运营管理等重要方面进行综合评价，通过施行《养老机构等级划分与评定》国家标准，对机构进行客观的等级评定，公示等级评定结果，可以降低信息不对称的程度，方便有需求的老年人及其家庭作出选择，有利于更好地保护老年人合法权益，增强老年人幸福感和获得感。

（三）强制性国家标准——《养老机构服务安全基本规范》

（1）此标准重要意义是“加快建立全国统一的服务质量标准和评价体系，加强养老机构服务质量监管”，加快完善养老服务标准化体系，更好发挥标准引领作用，这是我国养老服务领域第一项强制性国家标准，明确了养老机构服务安全“红线”，将有利于防范、排查和整治养老机构服务中的安全隐患。

（2）《养老机构服务安全基本规范》按照主要内容包括：基本要求、安全风险评估、服务防护、管理要求等7部分。

（3）明确养老机构应符合消防、卫生与健康、环境保护、食品药品、建筑、设施设备标准中的强制性规定及要求。

（四）国家标准——《养老机构服务安全基本规范》

（1）对养老护理员培训、建立昼夜巡查和交接班制度等基础性工作提出了要求。

（2）在安全风险评估中，明确老年人入住养老机构前进行服务安全风险评估，并提出了服务安全风险评估范围应包括噎食、食品药品误食、压疮、烫伤、坠床、跌倒、他伤和自伤、走失、文娱活动意外等9个方面内容。

（3）在服务防护中，对9类养老服务安全风险提出了针对性的预防和处置措施，目的在于最大限度地保护老年人人身健康和生命安全，守住安全“红线”。

（4）在管理要求中，主要通过要求制定应急预案、评价与改进和安全教育三种方式，建立提高养老机构服务安全工作长效机制。

（五）《北京市养老服务行业诚信自律公约》

（1）建立诚信档案，禁止不当竞争：养老机构应当为其从业人员建立个人诚信档案，并报养老行业协会备案；养老机构不得损害同行业其他机构的信誉；不得侵犯其他机构的商业秘密；禁止聘用同行业其他单位劳动合同期限尚未届满或者劳动关系尚未依法解除的员工；禁止以不正当手段从同行业其他机构获取客户资源。

（2）预先收费需备案：养老机构应保护老年人的合法权益。养老机构如以会员费、保证金、押金等形式向老年人预先收取费用的，需报协会备案。

（3）建立定期评估机制：养老行业协会对本公约的实施情况建立定期评估制度，评估结果应当向社会公布并报送民政部门、工商部门备案；评估结果应作为养老机构服务质量星级评定的依据。

（六）《关于规范养老机构服务行为做好服务纠纷处理工作的意见》

（1）建立健全安全管理制度：强养老机构内部管理压实安全主体责任，从源头上消除服务安全风险，最大限度预防纠纷发生。

（2）规范养老机构服务纠纷处理程序：对发生服务纠纷时，养老机构应当采取的步骤作出了规定，要求养老机构规范处理，及时救助，优先保障老年人的权益。引导当事人自愿协商解决纠纷。对责任明确、当事人无重大分歧或异议的服务纠纷，鼓励当事人自愿协商解决，引导当事人文明、理性表达意见和诉求。

（3）运用调解等方式化解纠纷。强调运用人民调解、行政调解、行业协会调解等方式，多元化解养老机构服务纠纷。

（4）依法裁判养老机构服务纠纷案件。坚持“调解优先、调判结合”方针，平等保护，权责一致原则。

(5) 依法打击违法犯罪行为；依法打击养老机构服务纠纷处理过程中，扰乱正常服务秩序，以及侵犯养老机构和其他老年人合法权益等涉嫌违法犯罪行为。

(6) 建立部门协作工作格局。明确民政部门和有关中央单位、部门的职责分工与协作。

(7) 营造依法解决养老机构服务纠纷的社会氛围。积极开展法治宣传教育，做好舆论引导工作，引导当事人依法、文明、理性表达诉求。

养老机构应当建立健全安全管理制度，从源头上消除服务安全风险。依法打击养老机构服务纠纷处理过程中，扰乱正常服务秩序，以及侵犯养老机构和其他老年人合法权益等涉嫌违法犯罪行为。

(七) 卫生部门监管

(1) 养老机构内设医疗服务部门（医务室、医院）的审批、备案、年审。

(2) 医务人员执业资格认证、注册、职称晋升和继续教育。

(3) 医疗服务质量的监督。

(4) 卫生防疫和食品卫生监督。

(5) 医疗事故纠纷的调节、仲裁等。

(八) 消防部门监管

针对养老服务机构存在或潜在的消防安全问题进行指导与监督。

(九) 劳动部门监管

主要针对养老服务机构劳动用工进行执法监督。

(十) 税务部门监管

负责财务监管与税务监督，营利性养老服务机构税务注册登记和征缴，非营利性养老机构的税收减免。

第二节 养老服务机构标准化管理

通过服务标准化制度的管理和实施，我们的护理人员才能更好地完成本职工作，养老机构才能更好地为老年人服务，才能真正照料、护理好老年人，实现让老年人满意，让子女亲属放心，为政府和社会分忧。

一、管理原则

（一）依法管理

依照法律法规、国家标准、行业规范开展服务与管理。

（二）以人为本的原则

（1）质量管理是对服务行为的检验，帮助养老服务机构在运营规程中规范服务，规避风险，提高服务质量，解决机构在建设、经营、服务发展过程中存在的问题。因此，正确认识质量管理的目的和作用，主动接受指导与管理。

（2）养老机构在管理中的“以人为本”应考虑三个方面：

①应充分考虑老年人的体能心态的变化，在建筑设计、装修过程中予以体现，方便老年人居住与生活。

②服务理念上应充分理解老年人需求、心理与愿望，为他们提供个性化服务。

（3）在管理方面，对员工既要严格要求又要处处关心，维护员工的合法权益，激发员工努力工作的积极性。因为员工是养老机构生存与发展的重要因素。

（三）科学管理的原则

（1）安全第一：养老服务是一个高风险行业，它面对的是高龄、慢病体弱、空巢、独居等特殊的群体。工作中稍有不慎或疏忽大意就可能酿成老年人的意外伤害与事故，引起纠纷造成损失，因此，在养老服务护理质量管理中，安全管理是重中之重，应从制度建设上进行规范，意识上加以强化，流程上进行控制，把安全隐患消除在萌芽状态。

(2) 质量第一：护理服务质量是养老服务工作的生命线，没有可靠的服务质量，难以吸引和留住老年人，致使经营面临困难，甚至无法生存。

二、管理目标

(一) 注重社会效益

养老服务业是社会福利的重要组成部分，体现政府对老年人的关心与关怀，因此，需要不断完善设施建设，提高服务质量，让老年人满意、让子女放心、为政府和社会分忧。

(二) 重视经济效益

养老服务机构结合自身实际制定出具体的管理目标，如近期和远期的发展规模目标、质量管理和品牌战略目标，经营效益目标和人才战略目标等。管理目标设计、制定得越具体、越缜密，则越容易付诸实施和实现。

三、管理方法

养老服务机构的质量管理贵在创新，学习和借鉴是创新的基础。必须努力学习，提高自身素质，借鉴经验和管理办法，从而形成富有特色的管理模式。

(一) 系统化管理

(1) “质量管理体系”是建立在系统理论和控制论的基础上的一种管理办法，强调组织机构是一个完整的系统，按照系统学原理方法进行统筹规划与管理，以保证组织机构近期和长远发展目标实现。

(2) 当应用于产品时（养老服务也是一种产品），强调的是把组织机构各部门、各环节的生产、经营、服务活动严密地组织起来，规定他们在质量管理方面的职责、任务和权限，并建立统一协调这些活动的组织机构，在组织机构内形成一个完整的质量工作体系。

（二）制度化管理

（1）制度化管理是用来规范组织机构和员工行为的一种手段，也是各种管理手段实施的基础。孟子曰："不以规矩，不能成方圆。"这个规矩就是规章制度。只有共同遵守规章制度，形成良好的习惯，才能形成组织机构文化，使制度管理演化为文化管理。

（2）实施制度化应注意三个问题：一是有法必依；二是执法必严，违法必究，不搞下不为例；三是功过清晰，奖惩分明。

（三）标准化管理

（1）标准化管理在养老服务管理中，针对服务中的每一个环节、每一个部门、每一个岗位，以人为核心，制定科学化、量化的标准，并按照标准进行管理。

（2）标准是养老服务机构的必要手段和重要条件，随着运行实践和科学技术的迅猛发展，运行的社会化程度越来越高，运行规模越来越大，技术要求越来越高，使劳动分工越来越细，运行协作越来越广泛，这必然要求在技术上和管理上保持高度的协调统一。

（3）标准化是养老服务机构打造养老品牌，组织专业化运行的前提，加强养老服务标准化建设可以使职责更加明确，分工更合理，环节更衔接，服务更到位，防止层层千头万绪，减少各层级繁杂的事务性工作。使养老服务更加合理，运行机制更加完善。

（4）标准化是养老服务机构实行科学化管理和现代化管理的基础。养老服务机构的管理职能有很多，其基本职能是标准化的管理职能，依据标准采取手段，获得提高服务质量的结果，达到社会效益和经济效益的双丰收。实现路径是：标准（依据）—贯彻（手段）—服务质量（结果）—社会和经济效益。

（5）标准化是养老服务机构提高服务质量、保证运行安全的技术保障。服务质量是养老机构的灵魂所在，它可以弥补诸多因素造成的不足或欠缺，一般可概括为生活照料服务、技术护理服务、精神慰藉服务等方面。这些服务质量特用性技术语言加以表述就形成了标准，标准就是衡量这些服务质量特性的主要技术依据。

四、养老服务机构制度标准化示例

（一）服务机构档案管理规范

包括档案保管、档案保密、档案的借阅、档案保管期限等。

1. 档案保管

（1）机构形成的各种门类和载体的档案，由档案室集中统一管理，做到专室、专柜、专（兼）职人员负责保管。

（2）档案室有防盗设施、防光窗帘、防火器材，档案柜内放有防虫、防霉药品、注意防尘，以使档案得到安全保护。

（3）根据气候条件，适时开窗通风或密闭门窗防潮，以保持室内一定的温湿度。

（4）档案室内严禁吸烟、存放易燃易爆物品及灭鼠之物，保持室内整洁。

（5）平时出入库房的档案，应及时清点与登记，并定时检查室藏档案；经常检查电灯、电器线路有无破损；下班前注意关灯、锁柜、关门窗。

（6）借出的档案须按时归还，利用后的档案应随即放回原处。

（7）每年年初和年中分别对库房档案进行全面检查、清点，发现问题及时处理。

（8）档案人员变动工作时，必须办理交接手续，严格核实交接的档案。

2. 档案保密

（1）高度认识档案保密工作的重要性，严格遵守有关法规和制度。

（2）查阅涉密档案或内部材料时，须经主管领导和行政部负责人批准和审批。查阅时须严格履行登记手续，注明查阅目的和内容。

（3）未经批准，任何人不得私自带档案出馆；档案工作人员不得私自摘抄、复制、传播具有保密性质的档案内容。

（4）因需要经批准摘录或复制涉密档案材料的，须妥善保管，用后销毁，如发生涉密问题，后果由使用者负责。

（5）不归档的重份文件及内部材料，须交由办公室主任报院长后集中销毁。

（6）档案馆工作人员或档案使用者，如有违反保密规定的，视情节轻重按有关规定处理。

（二）院内感染控制规范

（1）范围：机构内环境、居住区域、洗衣区域、餐饮区域等感染控制。

（2）组织：由院内感染控制小组组成。

（3）职责：

①负责感染控制管理规范和监测方案并负责进行考核。

②负责院内感染监测、管理监测、发现问题，填写《院内感染检查记录表》并监督整改。

③定期召开院内感染控制工作会议，对有关院内感染问题进行探讨，提出解决问题的具体办法。

④发生院内感染重大事件时，应依据《突发公共卫生事件与传染病疫情监测信息报告管理办法》的要求，立即上报民政局及卫生防疫部门，认真填写相关资料上交并保存，采取果断措施。

⑤按本机构安全管理与预案，开展全机构院感染知识的普及教育以及感染控制管理的相关人员的业务培训和提供技术咨询，制订应对院内感染聚集性病例的防控方案，建立培训记录。

（4）质量控制与考核

①定期组织院外专家讲课、专题讲座。

②院负责人负责员工的感染知识和技能的培训，并能指导实际工作。

③新员工入职加入应进行院内感染知识和技能的培训，培训内容应按照安全管理与预案标准执行。

（三）人力资源管理规范

1. 管理要求

（1）养老机构应设置人力资源管理岗位，确定专兼职人员负责。

（2）应制定各类人员的聘用、培训和管理制度。

（3）建立各类人员职业健康制度、岗位资质审核制度、绩效考核制度。

（4）建立管理组织架构，设置工作岗位，明确工作标准。

（5）建立服务质量控制规范，制定服务质量的评价及改进办法。

2. 制定组织架构图

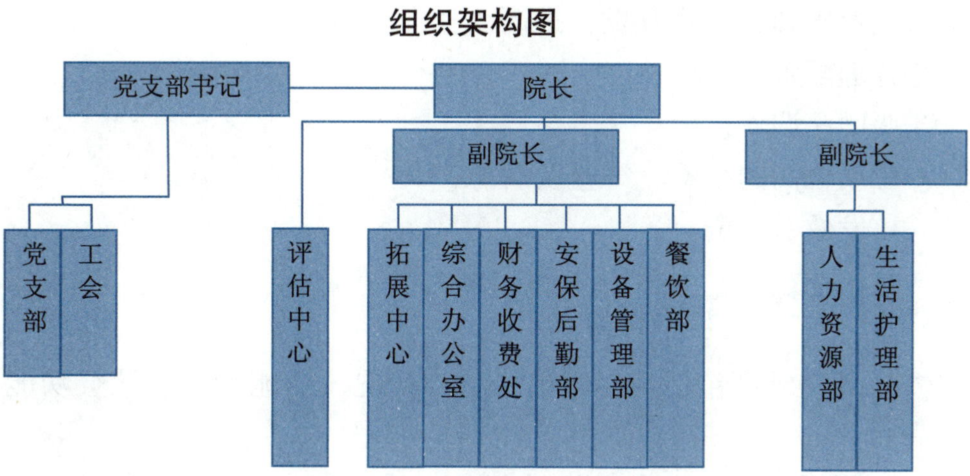

图 3-2-1　养老机构组织架构图

3. 员工聘用管理规范

（1）人员编制：根据机构定岗定员和实际生产情况，编制机构定岗定员计划，报请院长办公会。

（2）员工试用：试用期根据工作岗位不同为 1-3 个月。试用期满后由用人部门对员工进行能力评估，从新员工工作态度、工作表现、工作能力等方面予以考核评估进行审核，对能胜任岗位工作者，正式聘用，签订劳动合同。

4. 员工档案管理制度

（1）实行专业保管，专职负责。

（2）做到“人档相符”，卷内资料完整，分类明确，档案的保管要遵循安全保密、便于查找使用的原则，档案要登记造册，编码入柜，以便查找。

（3）严格执行员工档案查阅、借用制度。

5. 员工的培训

上岗前都要经过人力资源部、服务部门组织的理论知识与业务技能操作培训。

6. 薪酬管理

（1）考核原则：考核坚持公平、公正的原则；坚持逐级考核的原则；坚持以提高员工、部门及机构整体绩效为目的，持续改进的原则。

（2）绩效考核的评定结果用于：

①教育培训、自我开发，提高工作业绩；

②合理配置人员；

③调职、调薪；

④劳动合同的续签、终止及解除；

⑤核发效益工资。

（四）老年人能力评估规范

（1）评估维度包括：健康史、精神状况、功能活动、社会功能、风险评估。

（2）根据民政部发布的民政行业标准《老年人能力评估》（MZ/T 039—2013），对入住老年人进行分级护理。

（3）老年人入住前，应由机构接待部门或社工部门及其附属医院组成的评估小组对其进行首次评估。

（4）老年人能力评估为动态评估，在接受养老服务前进行初始评估；接受养老服务后，若无特殊变化，每 6 个月定期评估一次；出现特殊情况导致能力发生变化时，应进行即时评估。

（5）如出现老年人家属对评估有异义的情况，应委托第三方评估机构进行老年人能力评估。

（6）评估员应具有医学或护理学学历背景，或获得社会工作者资格证书，或获得高级养老护理员资格证书，并经过民政部门或养老协会组织的专门培训获得评估员资格认证。

（7）评估环境应保持安静、整洁、光线明亮、空气清新、温度适宜。评估现场要求至少 3 把椅子和 1 张诊桌、4-5 个台阶，以供评估使用。台阶的踏步宽度不小于 0. 30 米，踏步高度为 0. 13-0. 15 米，台阶有效宽度不应小于 0. 9 米。

（8）实施老年人能力评估时，应有 2 名评估员同时在场进行。

（9）评估员依据《老年人能力评估表》设定的评估指标，对评估对象或主要照顾者进行询问，逐项评估后，得出评估对象在日常生活活动、精神状态、感知觉与沟通、社会参与等四个方面的相应分值，并确定评估对象的能力等级。

（10）评估结果经评估员进行确认并签名。同时，请信息提供者签名确认、存档。

（11）老年人能力评估结果应作为养老机构对入住老年人提供分级护理的重要依据。

（12）质量控制与考核

①评估人员对评估结果进行自查，发现问题应及时纠正。

②对评估结果进行检查考核，具体考核评估按考核制度执行。

③出现投诉时及时沟通，遇到当即无法解决的问题时，由部门负责人进行处理并给出予以答复的时限。

（五）出入院管理规范

1. 管理工作内容及要求

（1）离院：凡不能继续在本机构入住的老年人，均由担保人填写《出院申请》。

（2）老年人离院当日，打扫房间并进行终末消毒。

（3）健康档案进行整理移交，通知餐饮部停止膳食；将入住合同及相关资料归档；办理退费手续。

（4）做好相应信息的调整。

2. 质量控制与考核

（1）检查出入院手续办理和信息登记等是否完整；

（2）检查书面评估是否准确、规范。

（六）室内环境控制规范

1. 光、热、风环境

（1）老年人居住的卧室、起居室（厅）宜向阳布置，朝南立面与东西方向夹角不宜超过 15 度。

（2）套型的居室应至少有一个居住空间能获得冬季日照。

（3）每户居室内宜设一个生活阳台，阳台应设在居室外，净深度不宜小于 1.5 米。寒冷和酷寒地区应设密封式阳台。阳台尺度应方便轮椅通行，封闭式阳台宜采用落地玻璃窗或低窗台，并在内侧设置护栏。

（4）老年人活动用房应充分利用天然采光，至少有一个室外活动空间供老年人活动。

（5）卧室、起居室和走廊、楼梯间等公共空间应采用自然通风。

（6）采用空调或暖气设施时，室内环境夏季制冷宜保持在 26℃，冬季采暖宜保持 18℃－22℃。

（7）公用厨房、房间与公用卫生间，应设置排气通风道，并安装机械排风装置，机械排风系统应具备防回流功能。

2. 空气质量

（1）老年人居住建筑环境在需要改变时，应进行环境空气质量测试评价。

（2）养老机构建筑中游离甲醛、苯、氨、氡和 TVOC 等空气污染物浓度应符合国家标准《民用建筑工程室内环境污染控制规范》等标准规定（表 3-2-1）。

表 3-2-1　室内环境污染物浓度限量

污染物	养老机构建筑
氡（Bq/m^3）	≤200（Bq/m^3）
甲醛（mg/m^3）	≤0.08（mg/m^3）
苯（mg/m^3）	≤0.09（mg/m^3）
氨（mg/m^3）	≤0.2（mg/m^3）
TVOC（mg/m^3）	≤0.5（mg/m^3）

（3）老年人房间不得放置有害花卉。

3. 无障碍环境

（1）公共区域无障碍要求。

（2）首层主要出入口应为无障碍出入口，宜设置为平坡出入口。主要出入口设置台阶时，台阶两侧宜设置连续扶手。

（3）主要入口不应使用旋转门，尽量使用平推门或电动门，门开启后的通行净宽不应小于 800 毫米。

（4）公共设施、设备的开关、使用方法应在醒目位置设置使用说明、颜色提示。

（5）走廊最窄处宽度应大于 2 米（其他区域应大于 1.8 米）。走廊一侧距地面 0.9 米左右应设置扶手，且能够支撑 220 千克的集中负荷。转弯墙角应顺缓修边或做防撞处理。

（6）门锁开关不应使用球形门锁，下槛应设置高度不小于 350 毫米的金属护门板。

（7）服务台等设施应满足低位服务要求，设施上表面距地高度应为 700-850 毫米，下部和前部均应留出足够的轮椅使用空间，下部至少留出 750 毫米（宽）×650 毫米（高）×450 毫米（深）移动空间；前部留出 1.5 米的轮椅回转空间。

4. 居室无障碍要求

（1）门扇向走廊开启时宜设置宽度大于 1.3 米，深度大于 0.9 米的凹廊，门扇开启端的墙垛净尺寸不应小于 0.4 米。

（2）居室与阳台、厨房、餐厅连接时，不应有高差。

（3）老人居室内宜留有 1.5 米×1.5 米的轮椅回转面积。

（4）床宜三面临空布置，床边应保证护理、急救、教学演示等操作空间。

（5）居室宜设置语音提示装置。

（6）照明开关应选用带夜间指示灯的宽板开关，开关高度宜设置在离地 1.1 米。

（7）居室内宜设置行为感应器，能够 24 小时监测老人的活动强度，在情况异常时，能及时报警。

5. 卫浴空间无障碍要求

（1）便于轮椅进出，留有助厕、助浴操作空间，且有良好的私密性。

（2）洗手台、坐便器、浴盆、淋浴器旁设有攀扶的扶手等无障碍设施，浴室地面必须防滑、防水。

（3）洗手台底高度及梳妆镜设置应满足轮椅使用者的使用要求。

（4）卫生间和浴室的门应便于紧急救护时开启，选用双向开门或者有紧急拆卸机构的卫生间门。

（5）公共卫生间应设置两种高度的洗手盆和饮水台（饮水机），并配置感应式水嘴。

（6）冷热水龙头应有明显的标识系统。

（7）设置必备的呼救设备仪器、通讯设备。

（8）宜加装自动冲洗坐便器。

（七）安全环境规范——污染物处理

（1）养老机构中诊疗室、化验室、X光照相洗印室等区域产生的污废水，应配置符合国家标准的医疗废水处理设施设备，处理所用工艺必须确保处理出水达标，并确定专人负责，定期维修管理。

（2）养老机构医疗固体废弃物排放前，应按类别分置于专用包装物或容器内，确保包装物或容器无破损、渗漏和其他缺陷，破损的包装应按治疗废物处理。

（3）对医疗废物应建立暂存处，设备不得露天存放，并设专人负责管理。医疗垃圾存放时间不得超过2天，每日工作结束后应对运送工具进行清洁消毒。

（4）发生医疗废物流失、泄漏、扩散和意外事故发生时，应在48小时内及时上报卫生行政主管部门；导致传染病发生时，按有关规定报告，并进行紧急处理。

（5）服务空间设置要求：护理站和专用医务护理空间要求。

（6）养老服务机构内的医务室应设在建筑首层，并临近建筑出入口及场地内道路，方便救护车靠近和运送病人，并对设施内外的老人同时服务。

（7）医务室至少要设有治疗室和处置室，每室独立设置，且尽量集中，以减少老人在各项检查中花费的时间和医生在各空间移动所需的时间。

（8）治疗室和处置室的使用面积均不少于50平方米。

（9）医务室要设置的基础设备包括：氧气瓶（袋）、开口器、牙垫、口腔通气道、人工呼吸器。

（八）服务空间设置要求-护理站和专用医务护理空间要求

1. 养老服务机构内的医务室应设在建筑首层，并临近建筑出入口及场地内道路，方便救护车靠近和运送病人，以及对设施内外的老人同时服务。

2. 医务室至少要设有治疗室和处置室，每室独立设置，且尽量集中，以减少老人在各项检查中花费的时间和医生在各空间移动所需的时间。

3. 治疗室和处置室的使用面积均不少于50平米。

4. 医务室要设置的基础设备包括：氧气瓶（袋）、开口器、牙垫、口腔通气道、人工呼吸器。

（九）评价与改进制度规范

（1）服务评价的原则：坚持以老年人为中心、以服务为根本原则；坚持实事求是、紧密联系实际原则；坚持自我评价与社会评价相结合原则。

（2）服务评价的内容：服务环境是否良好；服务态度是否端正；服务内容是否丰富；服务流程是否顺畅；服务场所是否安全；服务策略是否正确；服务效果是否显著；服务跟进是否及时；标准执行与实际工作是否相符。

（3）服务评价的方法：自我评价方法；社会评价方法；年度入住老年人恳谈会；与来访人员面谈。

（4）服务评价的要求：持续改进。

（5）质量控制：

①质量控制要求：各部门按照服务质量管理标准，对本服务项目实施有效的质量控制。

②协助质量控制部门进行质量互控，对自身服务项目进行质量自控，定期检查，评价本班组人员工作。

③不合格服务控制：质量争议的解决、处理。

五、养老服务机构岗位规范——示例

（一）护理管理岗位（表 3-2-2）

表 3-2-2　护士长岗位规范

岗位名称	护士长	所属部门	门诊/科区		
第一部分：岗位描述					
岗位使命	为所属老年人提供医护服务的管理				
序号	岗位职责	工作安排			
		日常	定期	抽查	
01	负责制订医护工作计划，并根据工作计划，组织实施	√			
02	负责领导和组织护理人员的业务学习及技术训练	√			
03	负责护理工作安排，参加并指导危重、急救老年人的护理	√			
04	负责护理人员的思想工作教育，加强护理人员责任心，提高业务水平，改善服务态度，遵守劳动纪律	√			
05	负责管理好病区，合理安排人员和物资	√			
06	负责组织护理查房和护理会诊，积极开展新技术新业务及护理科研工作	√			
07	负责定期深入病区听取对护理等方面的意见，研究改进病区管理工作		√		
序号	工作要求	工作安排			
		日常	定期	抽查	
01	督促护理人员严格执行各项规章制度和技术操作规程，有计划地检查医嘱的执行情况，加强医护配合，严防差错事故	√			
02	负责护理人员的合理分工，病房环境的整洁、安全及老年病人和陪住、探视人员的教育管理，各类仪器、设备、药品的管理	√			
04	督促检查保洁员、配餐员做好清洁卫生和消毒隔离工作	√			
05	负责指导和管理实习、进修人员，指定护师或有经验、有教学能力护士担任带教工作			√	
第二部分：任职资格					
学历及专业	学历：具有大学及以上相关学历 专业：护理、康复或相关专业				

续表

经验		工作经验：四年以上相同或类似岗位工作经验 行业经验：从事医疗或护理专业工作三年以上 职位经验：有两年以上养老护理工作经验
专业资质证书		持有护士资格证书
特殊要求		身体健康，接受过专业的医疗教育培训
知识		掌握医疗、护理、药理和老人突发应急处置知识
能力	专业能力	独立动手能力强，熟悉医疗、护理、康复等专业技术，严格执行各项医护作业规程
	综合能力	有较强的动手和解决突发情况的能力，良好的语言沟通和文字处理能力
	管理能力	了解国家有关法律法规和医护技术规范，能处理突发事件和一般矛盾，具有协调能力
职业品质		有责任心和良好的职业道德，热爱养老服务事业，吃苦耐劳

（二）护士岗位

表 3-2-3　护士岗位规范

岗位名称	护士	所属部门	门诊/科区		
第一部分：岗位描述					
岗位使命	负责为门诊/科区的老人提供护理服务				
序号	岗位职责		工作安排		
			日常	定期	长期
01	认真执行各项护理制度和技术操作规程，防止差错、事故的发生		√		
02	负责做好基础护理和康复护理工作，认真做好危重病人的抢救		√		
03	积极参加护理培训和科研，指导护士和护理员、保洁员的工作		√		
04	负责办理入院、出院、转科、转院手续及有关登记工作		√		
05	定期向老年人宣传健康知识，经常征求意见，改进护理工作			√	
06	负责按规程做好区域管理、消毒隔离、物资药品材料请领保管等工作				√

续表

序号	工作要求	工作安排		
		日常	定期	长期
01	在护士长领导和护师指导下，正确执行医嘱，严格执行查对及交接班制度，准确及时地完成各项护理工作	√		
02	按规定巡视病房，密切观察病情变化，发现异常及时报告	√		
03	协助医师进行各种诊疗工作，负责采集各种检验标本	√		

第二部分：任职资格		
学历及专业		学历：具有中等职业学校及以上相关学历 专业：护理或类似专业
经验		工作经验：三年以上相同岗位工作经验 行业经验：两年以上从事护理专业工作 职位经验：一年以上养老护理经验
专业资质证书		持有护士职业资格证书
特殊要求		身体健康，接受过专业的医疗教育培训
知识		了解医疗、护理、药理和老人突发应急处置知识
能力	专业能力	有动手能力，了解医疗、护理、康复等专业技术，严格执行各项医护作业规程
	综合能力	有爱心耐心，掌握语言沟通技巧
	管理能力	了解国家有关法律法规和医护技术规范，能处理一般矛盾，具有协调能力
职业品质		有责任心和良好的职业道德，热爱养老服务事业，吃苦耐劳

（三）保障部门岗位——洗衣岗

表 3-2-4 洗衣工岗位规范

岗位名称	洗衣工	所属部门	物业部
第一部分：岗位描述			
岗位使命	负责院内老年人及员工衣物的洗涤		

续表

序号	岗位职责	工作安排		
		日常	定期	长期
01	严格按工作规范、流程对各类洗涤物品进行清洗、消毒、干燥、烫平，提高工作效率	√		
02	负责对洗涤物品按要求分检、分色、打号、折叠，避免出差错	√		
03	负责做好洗涤物品收送发放当面清点登记签字工作	√		
04	负责做好洗涤物品洗涤投料、消毒记录		√	
05	严格按机器设备操作使用机器，注意安全，发现问题及时向部门主任报告	√		
06	负责洗涤场所房内卫生清洁，做好洗衣机、烘干机、平烫机机械设备的日常维护和保养清洗，做好保养维护记录	√		
07	开源节流，节约用水、电及洗涤材料	√		
序号	工作要求	工作安排		
		日常	定期	长期
01	负责按规定时间到各楼层收取需清洗的物品	√		
02	负责收取物品时要与楼层服务员清点数量，查看重点污渍，是否有破损现象，做好交接记录	√		
03	负责物品收回后，认真进行分检、分色、打号，污渍严重及传染的物品清捡出来，单独清洗	√		
04	负责清洗完后，按楼层进行分检，折叠整齐分送到各楼层，做好交接记录	√		
05	负责做好被服整烫工作	√		

第二部分：任职资格

学历及专业	学历：初中以上文化 专业：不限
经验	工作经验：三年以上 行业经验：从事洗涤或相关工作二年以上 职位经验：无
专业资质证书	洗涤资格证
特殊要求	年龄在30-50岁之间，身体健康

续表

知识		不限
能力	专业能力	能熟练操作各种洗衣设备
	综合能力	不限
	管理能力	不限
职业品质		遵守各项规章制度，热爱本职工作，有责任心，有服务意识

第三节　养老服务机构服务质量管理

质量控制始于完善的标准制度，标准制度提供框架，反映并衡量所提供的机构服务质量，质量项目通过框架、流程和结果来持续改进服务质量。

一、生活照料服务

生活照料服务是指养老机构向老年人提供清洁卫生护理、饮食护理、排泄护理、转移护理及其他护理等日常生活照顾服务的全过程。

（一）人员要求

（1）生活照料服务人员的配置应满足养老机构的基本需要。

（2）养老机构生活照料服务人员应经过专业技能培训合格后方能上岗。

（3）养老护理人员与老年人的配比应根据服务区域不同进行合理配置。

（4）在养老机构内开展医疗护理服务的医生、护士等专业技术人员应持有与其岗位相适应的专业资格证书或执业证书。

（5）护理人员为老年人提供生活照料服务前应根据 MZ/T 039《老年人能力评估》的要求，由评估人员进行老年人能力评估，并根据评估等级确定服务项目。

（6）护理人员应做好生活照料服务记录并定期归档，护理记录至少应保存 3 年。

（二）安全要求

1. 提供服务前应对老年人进行入院评估

（1）确定服务等级，根据老年人需求特点提供不同级别的护理。

（2）老年人能力评估为动态评估，在接受养老服务前进行初始评估，每6个月定期评估一次；出现特殊情况导致能力发生变化时，应进行即时评估。

2. 安全设备配置

为老年人生活照料服务配置安全保护必要的设施设备及用具，包括床档、防护垫、安全标识、安全扶手、紧急呼救系统等。

3. 使用保护性约束

老年人出现躁动、意识障碍及痴呆等情况时，应重新进行老年人能力评估，并使用保护性约束用具，老年人亲属应签署知情同意书。

4. 温度适宜

进行身体清洁服务时，冬季室内温度宜保持在18-22℃，夏季宜保持在22-26℃，水温宜保持在42-45℃之间，同时应注意水温变化。

5. 预防噎食

为老年人喂水、喂饭操作时应让老年人采取半坐位或坐位，出现呛咳应停止操作，老年人如有痰多或黏稠的现象，应先协助排痰后再协助进食进水。

6. 预防压疮

对于长期卧床的老年人，为预防压疮，应根据其身体状况定时翻身。合理使用软枕等保护性用具，必要时使用充气床垫。保持床单位清洁、平整、干燥。

7. 避免蛮力

进行移动性操作时应避免使用蛮力（推、拖、拉老人），避免造成老年人身体各部位损伤。

二、心理/精神支持服务

（一）环境适应服务

（1）为新入住养老机构的老年人提供环境适应服务。帮助其认识和熟悉机构的生活环境，包括设施环境、服务环境、人文环境、自然环境。

（2）失智与失能卧床老年人的环境适应服务不可缺失，应根据其失智与身体状况选择提供。

（二）情感支持服务

（1）心理疏导。应主动了解掌握老年人对象的心理状况，对出现的心理和情绪问题，找出原因，分析问题的症结，寻求摆脱困境和稳定情绪的对策，以恢复正常情绪状态。

（2）矛盾调处。应处理和协调老年人的人际关系，包括老年人之间、老年人与工作人员的矛盾、纠纷或冲突。

（3）危机干预。老年人出现情绪危机或心理危机时，应在极端行为发生前早发现、早预警、早干预。对于处于危机情境中的老年人，应首先保障其安全。心理支持的后期侧重于协助老年人发挥潜在的能力，利用人际支持网络以及社会资源，恢复其自尊与自信，培养自主化解危机的能力要求。

（三）服务目标

（1）开展心理健康宣教服务，提高老年人对心理健康和精神需求的认识，促进老年人健康心态的培养。

（2）提高老年人的沟通能力，帮助老年人适应养老机构的生活。

（3）识别老年人常见的心理问题，并得到及时的帮助和处理。

（4）对于意外的重大事件给老年人造成的心理反应及时给予处理和化解。

（5）根据需要对老年人的认知和智力、情绪状态、人格和行为等方面进行评估。

（6）为老年人亲属及照料者提供心理健康服务。

（四）设施与持续性保障

（1）应保证开展精神文化服务所必备的设施设备完好。

（2）精神文化服务项目开展后，应坚持完成。

（3）需要增设、变更、终止的服务项目均应向老年服务对象公告，并说明原因或理由。

（五）评价与改进的执行

（1）建立过程控制与上级考核制度，保证心理、精神支持服务的质量全程可控。

（2）建立回顾性检查制度，每月不少于 1 次。

（3）建立入住老年人、家属和社会满意度评价制度，每半年不少于 1 次。

（4）建立专业分类评价制度，对不同专业的精神心理文化服务进行评价。

（5）制定持续改进目标与计划。

（六）安全与防范的保障

（1）评价并避免入住老年人健康与意外风险。

（2）评价并避免志愿团队与志愿者、工作人员的意外风险。

（3）保障老年人心理、精神支持服务所需要的各种活动设施设备的安全运行。

三、文化娱乐服务

（一）项目内容

（1）符合老年对象身心特点的歌咏、书法、摄影、美术、棋牌、健身、游艺、观影、游览等文化娱乐活动。

（2）各类文体康乐活动项目，如：交谊舞、民族舞、太极拳、门球、轮椅操、手指操等。

（3）为失能失智老年服务对象提供有益于感知觉恢复的文化娱乐游戏活动。

（4）为卧床老年服务对象提供电视、广播、阅读等床边文化娱乐活动。

（二）开展形式

通过讲座、培训班、老年大学等形式开展让老年服务对象获得新知识、新技能的活动，增强个人能力，预防生理、心理和社会功能的退化。

（三）服务要求

（1）为老年人提供文化娱乐活动用房、场地、桌椅、棋牌、电视等基本的娱乐设施设备。

（2）主动开发利用社会文化力量为老年人提供文化娱乐与康乐服务，并做好保障工作。

（3）提供失智与失能老年人的文化娱乐服务。

（4）长期坚持，组织包括节日、特殊纪念日等活动。

（5）资源整合。

（四）安全与防范

（1）制定关于老年人文化娱乐活动的健康与意外风险防范预案。

（2）定期检查、维护文化娱乐活动设施设备，保证其安全正常使用。

（五）质量要求

（1）保证开展文化娱乐服务所必备的设施设备完好。

（2）需要增设、变更、终止的服务项目均应及时告知老年人，并说明原因或理由。

（六）评价与改进

（1）建立回顾性检查制度，每月应不少于1次。

（2）建立老年人、家属和社会满意度评价制度，每半年应不少于1次。

（3）通过老年人管理委员会会议等形式，定期听取老年人对文化娱乐服务的意见和建议。

（4）建立专业分类评价制度，对不同专业的文化娱乐服务进行评价。

（5）建立持续改进目标与计划。

四、膳食服务

（一）基本要求

（1）提供餐饮服务的养老机构，应当依法办理食品药品监督管理部门颁发的《食品经营许可证》。

（2）应具有相对独立、固定、专用的膳食操作和用餐场所。

（3）膳食所需设施、设备的配置应符合食品药监管理部门的相关要求。

（4）人力资源配置应满足膳食服务的需要。

（二）人员要求

（1）从事膳食服务的人员必须经体检取得健康合格证后上岗。

（2）营养师等专业人员应持有与其岗位相适应的专业资格证书。

（三）管理要求

（1）制定符合食品药品监督管理行业要求的膳食服务的采购、操作、配送、安全、卫生消毒等制度。

（2）制定膳食人员的聘用、培训和管理制度及职业健康制度、岗位资质要求制度。

（3）建立膳食设施、设备及用品的购置、使用、维保等管理制度。

（4）委托第三方提供膳食服务的应签订外包合同，并建立外包服务质量管理和监督机制。

（5）应建立食品安全管理机制，制定相关应急预案。

（四）膳食服务质量要求

（1）严格执行《中华人民共和国食品卫生法》，做好食物运输、加工、制作工作，严防食物污染。

（2）食品管理必须符合食品药品监督管理部门规定，食品的采购、处理、储存、烹饪、供应过程应做到全程可控。

（3）应根据老年人身体状况及需求、地域特点、民族、宗教习惯提供膳食。

（4）售卖窗口每天公布食谱，要求食谱每周更换一次。

（5）采购储存、制作食物时，要做好经济核算，食材节流，收支平衡，账目清楚。

（6）各类膳食应按规定时间配送发放。

（7）建立食品留样备查制度，每天各类食物保留样品 48 小时，并注明菜名、制作人，留样冷藏柜温度设置为 0~6℃，存放当餐供应所有菜肴，每份留样不少于 100 克，确定专人负责，保持冷藏柜内外卫生清洁。

（8）食品制作按规范使用添加剂。

（五）安全管理

（1）养老机构必须建立食品安全防范机制，食品安全有专人管理和负责。

（2）《食品卫生许可证》或《餐饮服务许可证》悬挂于醒目可视处。

（3）食品从业人员持有在有效期内的健康合格证明及食品安全知识培训合格证上岗。

（4）工作人员上班时应穿戴整洁的工作衣帽，并保持良好个人卫生。

（5）保持餐厅内外环境卫生，加强通风和消毒工作，做到每餐一打扫，每天一清洗。

（6）食用工具每次用后应洗净、消毒、保持洁净。

（7）盛装废弃物或垃圾的容器应密闭并配有盖子，垃圾及时处理，搞好防蝇、防尘、防鼠“三防”工作。

（六）食物中毒预防措施

（1）严把食物食材的采购关、检查关和烹调关。

（2）严禁购买腐烂变质食品和有毒食品。

（3）生、熟用的刀、板要分开。

（4）变质食物必须处理，没变质的隔夜饭菜要充分加热。

（5）加强对操作间碗筷和其他饮食容器的清洗，严格消毒。

（6）加强对毒物（灭鼠药、杀虫剂等）的严格管理。

（7）一旦发生食物中毒，营养中心、食堂应立即向医务部、行政总值班和主管领导报告。

（8）发生食物中毒后应按照应急预案立即开展救治工作。

（9）保护本次发生食物中毒的现场，保留饭菜盛器及中毒者的呕吐物、排泄物。

（10）配合食品药品监管理部门做好食物中毒的调查取证工作。

五、洗涤服务

（一）定义

是指提供将织物通过水、消毒用品、蒸汽等清洗干净的过程

（二）人员资质

提供床品及老年人衣物洗涤的人员应为养老护理员。

（三）服务过程质量规范

1. 频次

每周清洗一次衣物，污染衣服随时更换；每 2 周清洗一次床上用品。

2. 环境

洗衣房应环境整洁、标识清晰、场地通风良好，洁污分开，物流由污到洁，顺行通过。

3. 收集

在指定地点收集污物，运送收纳箱洁污分开，每周消毒液浸泡消毒一次。被排泄物、分泌物污染的衣物，应封闭转运，先冲洗清除污渍，浸泡消毒，再单独清洗。

4. 记录

收取衣物或床上用品时应做好记录。

5. 分类

洗涤衣物前，养老护理员对每位老年人的衣物应先按照洁净和污染程度进行分类，再根据颜色进行分类，分开洗涤，防止交叉感染及染色情况发生。

6. 检查

先做好洗衣设备的安全检查工作，配制适宜浓度的洗涤用水及洗涤剂。

发放洗涤后的物品应干净卫生，折叠整齐再进行分发，老年人应签字确认。

（四）洗涤设备质量管理

（1）洗衣机备用状态时应拔下电源插头。

（2）洗衣机需按操作规范使用。

（3）保持洗衣机内外清洁，使用后及时消毒、记录。

（4）发现洗衣机有漏电、漏水及其他问题，及时上报后勤部进行维修。

（5）洗衣机超过使用年限应更换。

（五）评价改进与考核

（1）做好服务自查，发现问题及时纠正。

（2）每月进行检查考核，具体考核按考核制度执行。

（3）考核发现的问题，应及时改正，不能立即整改的应制定整改措施，应对改进情况进行跟踪督查，直至改正。

（4）出现投诉时，工作人员应及时与老年人及家属沟通，使老年人或家属满意。遇到当时无法解决的问题，应由部门负责人进行处理并及时给予答复。

（六）质量目标

（1）老年人满意度≥80%。

（2）服务提供完成率=100%。

（3）记录合格率≥90%。

六、康复服务

是指养老机构工作人员根据老年人对康复的需求和特点，为老年人提供康复咨询、康复教育指导、康复训练、康复护理、生活辅助器具佩戴等康复服务的总称。主要包括功能锻炼、健康活动、康复知识普及和指导、心理疏导、改善社会交往与活动能力、失智失能和疾病康复训练方面的帮助与训练。

（一）康复服务环境及场地要求

（1）康复服务用房和室内外公共活动区域的面积、照明、温度、噪声需符合要求。

（2）康复服务的设施设计应符合《无障碍设计规范》要求。

（3）机构医疗提供的康复服务，其设施应按医疗规范配置。

（4）机构开展医疗康复服务，需根据医疗卫生行业的要求设置康复场地。

（5）机构开展康复服务，应在医疗康复专业人员的指导下，在机构独立设立或在各养护区设立老年人康复活动的训练场所，康复活动场面积可根据老年人康复服务的需求设置。

（二）康复服务器具与设备要求

（1）机构开展医疗康复服务，需根据医疗卫生行业要求配备相应的康复器具和设备。

（2）机构可根据康复服务的需要为在医疗康复场所和康复活动场所配置必要康复服务设备。

（3）机构配置的康复服务的设备主要包括：康复设备、运动康复设备、作业康复设备、物理因子康复设备、认知和语言康复设备和心理康复设备等。

（三）康复服务的安全要求

（1）康复服务的设备与器材，应严格依照使用流程，由康复专业人员操作或在其指导下操作，定期检修，依照使用年限更换和报废。

（2）设施设备应符合《康复训练器械安全通用要求》，地面防滑、墙壁边角和家具钝化处理。器具、器械应符合卫生防疫部门要求。

（3）康复服务过程中应有专人看护和指导，建立突发事件应急预案。如突发意外，应立即中止康复服务，通报医务人员诊断或救治。

（4）康复服务应严格掌握适应证与禁忌证。

（四）康复服务评定

（1）机构提供康复服务前对老年人的身心受限功能水平和自理能力进行初次评估，并根据初次评估的结果明确老年人功能受限程度，制定功能康复的目标、措施和计划。

（2）在康复期的中间阶段，对老年人接受康复服务的内容、方法和效果进行阶段性评估或中期评估。终止老年人康复服务时，应对整体康复服务工作进行小结或进行末次康复评估。阶段性康复评估的结果是老年人康复服务效果的重要依据。

（3）组织相关专业人员召开评价会，交流评价结果，共同商讨老年人的康复目标、措施和计划。

（4）老年人康复评估可采取定性和定量方法进行，具体方法应根据各专业的评估要求进行。

七、咨询服务

咨询服务是一种顾问及相应的客户相关问题解答服务活动，其内容是为客户提供和解答相应的服务需求。

（一）基本要求

（1）养老机构应建立固定的业务咨询接待场所并配置桌椅。

（2）各部门应确定兼职人员负责处理老年人咨询接待事宜。

（3）对不属于本部门的咨询事宜，应负责转介相关部门。

（二）人员要求

（1）专职接待人员应具备大专及以上学历，并在本机构工作满 1 年，熟悉本机构基本情况和业务接待入出院办理工作程序。

（2）具备较强的语言沟通能力和灵活处理问题的能力，具有团队协作精神。

（3）其他部门负责咨询人员，亦应具备本部门（科室）业务相关专业知识，且具有一定沟通能力。

（三）咨询服务内容

（1）有生活照料、膳食、清洁卫生、医疗护理、心理精神、中医康复、文化娱乐、安全等需求的老年人。

（2）咨询服务包括但不限于入住老年人。

（四）质量控制与改进

（1）发现问题应及时自我纠正。

（2）发现问题已超出自我纠正的范围时，上报部门主管及时予以纠正。

（3）咨询负责人应每周检查《咨询工作记录》质量要求。

（4）服务提供完成率＝100%。

（5）服务满意度≥96%。

（6）记录合格率＝100%。

八、医疗服务

（一）基本要求

（1）养老机构内设医疗机构，应取得医疗机构执业许可证或备案。

（2）内设医疗机构设施设备应符合要求。

（3）医疗机构人力资源配置应满足老年病患者服务的需要。

（二）人员要求

（1）开展服务的医生、护士要持证上岗专业技术人员应持有与其岗位相适应的专业资格证书或执业证书。

（2）内设医疗机构可配备中医师、心理治疗医师、康复师等。

（三）管理要求

（1）制定适合老年人医疗健康服务的管理制度，明确相关服务、服务内容、操作程序。

（2）制定医疗机构各类人员的聘用、培训和管理制度、职业健康制度、岗位资质审核制度、绩效考核制度。

（3）开展合作医疗服务的应建立外包服务质量管理和监督机制。

（4）应建立医疗护理服务安全管理机制，制定相关应急预案。

（四）医务人员行为规范

（1）严格执行各项医疗制度和技术操作，规范用药，因病施治，确保医疗质量，防范医疗差错事故。

（2）应爱岗敬业，语言亲切，工作细致，尊重患病老年人的人格和权利。

（3）对技术精益求精，熟练掌握基础理论、基本知识和基本技能。

（4）准时上岗，着装整洁，佩戴胸卡；不得擅自离岗；保持诊室整洁卫生。

（5）医疗检查前交代检查注意事项；检查中仔细询问老年人病情，检查后认真登记检查结果，及时出具检查报告，根据病情合理检查，合理用药。

（6）医技人员有责任向患病老年人和家属说明当前检查结果、诊断情况及下一步治疗方案。特殊检查、特殊治疗应征求老年人和家属的同意并签署知情同意书后方可进行。

（7）廉洁行医，不接受患病老年人钱物。

（五）医疗服务基础质量目标

（1）在岗卫技人员持证上岗率100%。

（2）病历合格率≥95%。

（3）处方合格率≥95%。

（4）医疗事故发生率0。

（5）病案室住院病历提取正确率100%。

（6）重大医疗过失行为及时上报率100%。

九、购物服务

（一）人员资质

（1）提供服务的人员为养老护理员。

（2）提供服务的人员应有提供服务的能力。

（二）服务内容

代为外出或网络购买日常生活用品。

（三）服务提供规范

（1）老人或担保人提出代为购买物品的需求，养老护理员告知护理部主任并填写《物品购买需求统计表》。

（2）养老护理员按照《物品购买需求统计表》的内容准确记录所购物品的名称、数量、规格等。

（3）在大型正规超市或商店进行物品采购。保留票据，购买后进行核对。

（4）采购返回后，将代购的物品送至老人房间，钱、物核对无误后养老护理员与老人双方共同在《物品购买需求统计表》上签字。

（四）质量控制与考核

（1）养老护理员应做好服务自查，发现问题及时改正。

（2）护理部主任每月应对购物服务进行检查考核，发现问题，按照考核制度执行。

（3）考核发现的问题，应及时改正，不能立即整改的应制定整改措施，上级领导应对改进情况进行跟踪督查，直至改正。

（4）出现投诉时，按照投诉管理规范执行。

（5）质量要求：服务提供完成率100%；记录合格率≥90%。

十、安全保护服务

为了以预防为主，采取适当的安全防范措施及应急措施，避免或减少对老年人健康的伤害，提高老年人日常生活的便利性。

（一）人员资质

（1）提供服务的人员为养老护理员。

（2）提供服务的人员应取得相关专业资格证书。

（二）服务内容

（1）提供安全保护服务以预防为主，采取适当的安全措施。

（2）服务范围包括：提供安全设施，使用约束物品，改善老年人生活环境，采取预防措施。

（3）提供安全设施包括：提供床档、气垫床、安全标识、安全扶手、紧急呼叫系统。

（4）使用约束用品包括：使用约束带。

（5）采取安全预防措施包括：评估老年人不安全因素，制订意外灾害和常见意外的预防方案，定期检查安全程序落实情况。

（三）服务提供规范

（1）由养老护理员完成本院老年人照护中的安全保护服务。

（2）服务范围包括在老年人日常照护中的安全防范以及使用保护性用具等。

（3）严格执行交接班制度。对新入住、行动不便、失智及意识模糊心理、行为异常等老年人，应加强巡视，重点交接班。

（4）老年人出入院有登记制度，外出活动应请假并登记，需有家属陪同。

（5）老年人不得携带烟火、刀具等危险物品入院。

（6）照护中预防跌倒、坠床、烫伤、噎食、误吸、走失等意外的发生。

（7）定期检查居室内如紧急呼叫系统、电器、灭火器、门窗、玻璃、床架、扶手、助行器、安全标识牌等设施设备，发现损坏应及时报修。

（8）为老年人使用保护用具（床档、气垫床），应加强巡视，做好观察记录。

（9）为老年人选择穿着合身的衣、裤，防滑、合脚、舒适的鞋子。

（10）消灭蚊虫、蟑螂等，保障老年人休息，防止疾病传播。

（四）质量控制与考核

（1）工作人员应做好服务自查，发现问题及时纠正。

(2) 护理部主任应每月对服务进行检查考核，具体考核按考核制度执行。

(3) 院长应每月对安全保护服务进行抽查，具体考核按考核制度执行。

(4) 考核发现的问题，应及时改正，不能立即整改的应制定整改措施，护理部主任应对改进情况进行跟踪督查，直至改正。

(5) 出现投诉时，工作人员应及时与老年人及家属沟通，达到老年人或家属满意。遇到当时无法解决的问题，应由部门负责人进行处理并及时给予答复。

(6) 质量要求：Ⅱ°压疮发生率0。

第四节 养老服务机构护理服务质量控制

一、巡视管理控制

(1) 根据老年人病情，测量生命体征。

(2) 根据医嘱，正确实施治疗、给药措施。

(3) 根据老年人病情，正确实施基础护理和专科护理，如口腔护理、压疮护理、气道护理及管路护理等，实施安全措施。

(4) 提供护理相关的健康指导。

二、输液老年人巡视管理

(1) 巡视时要密切关注输液速度。常规输液滴速控制在40~60滴/分；特殊药物严格按照说明书或遵医嘱调节滴速；易引起药物反应的药液开始时的输液速度应控制在20滴/分左右，观察20-30分钟无不良反应后逐渐增加滴数，防止因输液速度过快，引发药物反应。

(2) 输液观察区域要配备完善的抢救处理设备并具备一定的抢救条件，输液老年人如果发生输液反应或药物反应，巡视护士要及时冷静处理，应立即停止或更换液体，安慰老年人及家属，通知医生，按照相应处理流程进行处理。

三、给药管理控制

（1）护士必须严格根据医嘱给药，不得擅自更改，对有疑问的医嘱，应了解清楚后方可给药，避免盲目执行。

（2）了解老年人病情及治疗目的，熟悉各种常用药物的性能、用法、用量及副作用，向老年人进行药物知识的介绍。

（3）严格执行“三查八对”制度。

①三查：操作前、操作中、操作后查。

②八对：姓名、床号、药名、剂量、浓度、时间、用法、药品有效期。

③一注意：用药后的反应。

（4）做治疗前，护士要洗手、戴帽子和口罩，严格遵守操作规程。

（5）给药前要询问患者有无药物过敏史，并向老年人解释以取得合作。用药后要注意观察药物反应及治疗效果，如有不良反应要及时报告医师，并记录护理记录单，填写药物不良反应登记本。

（6）用药时要检查药物有效期及有无变质。静脉输液时要检查瓶盖有无松动、瓶口有无裂缝，液体有无沉淀及絮状物等。多种药物联合应用时，要注意配伍禁忌。

（7）安全正确用药，合理掌握给药时间、方法，药物要做到现配现用，避免久置引起药物污染或药效降低。

（8）治疗后对所用的各种物品进行初步清理后，集中回收处理。口服药杯用后及时清洗消毒备用。

如发现给药错误，应及时报告、处理，积极采取补救措施。做好解释工作。

四、文书书写的管理控制

（1）护理文件由体温单、医嘱单、护理记录单等组成。其中，护理记录单包括一般护理记录单和危重老年人护理记录单；包括手术护理记录单和手术物品清点记录单。

（2）护理文件书写应使用蓝黑墨水笔或蓝色、红色碳素墨笔。

（3）书写内容应当客观、真实、准确、及时、完整。

（4）书写应当使用中文和医学术语通用的外文缩写，无正式中文译名的症状、体征、疾病名称等可以使用外文。

（5）护理文件书写方文字工整、字迹清楚、语句通顺、表达准确。完成每项治疗及采取护理措施后署名时，不应用画斜杠表示。

（6）书写过程中出现错别字时，应当用同色笔画双横直线于错字上，并签上修改者的全名。不得采用刀刮、粘、涂等方法掩盖，或者抹去原来的字迹（在一张护理记录单中，错别字不能超过三处）。

（7）各项护理记录由执行护理措施的护士签署全名，没有取得护士职业资格的护士书写记录，要由带教老师审阅，签署二人全名（带教老师和被带教者）。

（8）护理文件书写记录时间应具体到分钟。

五、交接班管理控制

（1）病房护士实行24小时轮流值班制，值班人员应履行各班职责护理患者。

（2）每天晨会集体交接班，全体医护人员均应参加，一般不超过15分钟。由夜班护士详细报告重危及新入院老年人的病情、诊断及护理等有关事项，护士长根据报告作必要的总结，扼要地布置当天的工作。

（3）交班后，由护士长带领接班者共同巡视病房，对危重老年人以及有特殊情况的老年人进行床头交接班。

（4）对规定交接班的毒、麻、剧、限药品及医疗器械、被服等应当面交接清楚并签字。

（5）除每天集体交接班外，各班均需按时交接。接班者应提前10-15分钟到科室，清点应接物品，阅读交接班报告和护理记录单。交班者向接班者交清老年人病情，并对危重及新入院老年人进行床头交接。未交接清楚前，交班者不得离开岗位，凡因交接不清所出现的问题由接班者负责。

（6）值班者在交班前除完成本班各项工作外，需整理好所用物品，保持治疗室、护士站清洁，并为下一班做好必要的准备。

（7）交班内容

①老年人的心理情况及病情变化，当天或次日需进行的特殊检查，

老年人的准备工作及注意事项。

②当天老年人的总数、新入院、出院、病危、死亡、转科（院）等。

③急救药品器械、特殊治疗和特殊标本的留取等。

（8）交班方法

①文字交接：每班书写护理记录单，进行交班。

②床头交接：与接班者共同巡视病房，重点交接危重老年患者及特殊心理状况的患者。

③口头交接：一般患者采取口头交接。

六、压疮的管理控制

为了提高护理质量，预防压疮的发生和有效地治愈院外带入的压疮。

（1）老年人因病情导致不能自主变换体位者，护士必须对此类病人进行皮肤护理，合理使用防压用具，预防压疮的发生。

（2）院外带入压疮或院内发生压疮要及时填写压疮报告表。

（3）无论院外带入压疮或院内发生压疮，均应将疗效及老年人的转归记录报告给护理部。

（4）院外带入 2-3 度压疮治愈后，由所在部门填写压疮报卡，采取有效治疗护理措施，经护理部鉴定情况属实者，适时予以奖励。

（5）院内发生压疮，除不可避免发生压疮外，每发生一例要对部门进行罚款，并与主管的工作质量考核挂钩。

（6）压疮登记报告

①发现老年人出现皮肤压伤，无论是院内发生还是院外带来的，均要及时登记上报。

②24 小时内通知护理部，由质控人员到科室核查，当日护士交班报告要有记录。

③填写皮肤压疮观察表

a. 在“压疮来源”栏中，注明发生部门。

b. 在“转归”栏中，填写出院、转科或死亡情况，如果转科要填写科室名称；在“预后”栏中，认真填写皮肤状况。

④根据皮肤压伤危险性评分表及分期，按要求填写。

⑤积极采取处理措施，密切观察皮肤变化并及时准确记录。

⑥老年人出院或死亡后，将此表及时上交护理部。

⑦入院后老年人出现皮肤问题未及时报告质控组确认，未采取积极有效的护理措施，被质控组检查发现，按照压疮发展的程度给予处理。

⑧院内不可避免皮肤压疮

严重低蛋白症、全身高度水肿、癌症晚期恶液质等患者，入院时未发生压疮，但有发生压疮的危险，护士长要及时上报护理部及质控组确认，通过采取有效预防措施不能避免发生皮肤压力伤。

七、护理投诉管理控制

凡在护理工作中因服务态度、服务质量及自身原因或技术因素而发生的护理缺陷，引起老年人或家属不满，并以书面或口头方式反映到护理部或其他部门的意见，均为护理投诉。

（1）护理部应认真倾听投诉者意见，耐心做好安抚工作并做好记录。

（2）护理部设有《护理投诉登记本》，记录投诉事件的原因分析和处理经过、整改措施等。

（3）护理部接到投诉后，及时反馈给护士长，督促有关科室认真核对事情经过，分析事发原因，总结经验，接受教训，并提出整改措施。

（4）根据事件情节严重程序，给予当事人相应的处理。

①给予当事人批评教育。

②当事人认真做书面检查，在科内备案。

③向患者及家属赔礼道歉，取得谅解。

④根据情节严重程度给予相应的经济处罚。

八、医疗护理安全

（一）基本制度

（1）护理安全管理归口护理部，确定专人负责，定期组织检查，发现事故隐患及时报告，及时处理。

（2）严格执行查对制度和无菌技术操作规程，做好消毒隔离工作，预防养老机构（附属医院、内设医疗机构）内交叉感染。

（3）对危重、昏迷、瘫痪老年人应加强护理措施，必要时使用床档、约束带，以防坠床、跌倒，定时翻身，防止压疮发生。

（4）抢救器材做到“四定”（定物品种类、定位放置、定量保存、定人管理）、“三及时”（及时检查、及时维修、及时补充），并做好应急准备。

（5）抢救器材及用物保持性能良好，按时清点交接，严防损坏和遗失。

（6）加强对护理区域的管理及科室水、电、取暖器的管理，保证不漏水、漏电、漏气，如有损坏及时报维修部门维修。

（7）内服药和外用药标签清楚，分别放置以免误拿误用。

（8）消防措施：对护理人员开展消防知识培训，掌握灭火器的操作规程，灭火器及消防栓应保持性能良好，定期检查消防器材，保持备用状态良好，做好护理老年人的人身、财物安全保护。

（9）护理区域、病房各类药品放置有序，注意药物配伍禁忌，密切观察药物不良反应。加强安全管理，确保老年人用药安全。

（10）对出现的护理差错或护理投诉应按规定及时上报科室领导及护理部，不得隐瞒，并保存好病历。

（11）护理用具、抢救仪器要定期检查，保证处于备用状态，护理人员要熟悉放置位置，熟练掌握各种仪器的使用方法。

（12）严格执行护理交接班制度，危重老年患者、新入住患者、手术、特殊检查及突然发生病情变化等的老年人患者要做到床头交接班。

（13）按有关规定使用一次性医疗物品，并定期检查，防止过期、包装破损、潮湿、污染等现象发生。

（14）按规定处理医用垃圾，防止重复污染与交叉感染。

（15）护理期间或住院期间要保证老年患者安全，防止自伤、伤人、跌倒、坠床、噎食、误吸、走失、烫伤等各种意外发生。

（二）消毒隔离质量控制

（1）护理人员工作期间应穿工作服上岗，保持上班时衣帽整洁。

（2）护理、治疗操作前后均应洗手消毒。

（3）无菌操作时要严格遵守无菌操作规程。无菌器械、容器、器械盘、敷料罐、持物钳要定期灭菌与更换消毒液，注射时做到一人一针一管、一用一消毒一洗手。

（4）护理区域房间、病区病房定期通风换气，定期空气消毒，地面湿擦，床、床头桌、椅每日湿擦，清洁用抹布应专用，用后清洗消毒。

（5）老年人被褥应按生活照料规范要求定期更换。

（6）各种器械用具，使用后均需消毒，药杯、餐具必须消毒后使用，便器应每次用后清洗消毒。

（7）发现传染病老年人按常规隔离，将排泄物和用过的物品进行消毒处理，未经消毒的物品不许带出居室，也不得给他人使用，老年人用过的被服应消毒后再交洗衣房清洗。

（三）护理风险防范措施

（1）对全体护理人员进行质量意识、护理缺陷安全教育，树立“以老年人为本，满意服务”的服务理念。

（2）认真督促执行各项规章制度和操作规程，不断更新专业知识，熟练掌握医疗护理仪器的使用。

（3）进行各项护理操作均需履行告知程序，对新技术、新业务、护理服务项目、创伤性操作等需履行签字手续。

（4）工作时间严格遵守劳动纪律，坚守岗位，不随意脱岗。加强医护配合，加强护患沟通。

（5）按护理级别要求巡视老年患者，认真观察病情变化，按要求规范书写护理记录，抢救情况应在抢救结束后6小时内据实补记。

（6）进行各项技术操作时，要严格操作规程，必须严格执行“三查八对”制度。

（7）进行无菌技术操作时，应严格执行无菌技术操作规范。

（四）危重老年人护理质量管理

（1）掌握老年人和治疗护理方案，包括老年人的姓名、年龄、诊断、手术时间、手术名称、治疗用药、饮食、护理要点、重要的化验值、心理状况等。

（2）保证各种管道畅通并妥善固定，避免坠床、外伤、烫伤等情况发生，严格执行病人意外登记、上报、记录制度。

（3）采取相应的措施，保证老年人的医疗护理安全，避免坠床、外伤、烫伤等情况发生，严格执行病人意外登记、上报、记录制度。

（4）熟悉掌握急救仪器的使用并了解其目的及报警的排除，仪器报警时能及时判断处理。

（5）交接班时，要查看上一班的主要报警信息，并注意观察该项体征的变化情况。

（五）保护性医疗制度和保护患者隐私质量控制

老年人具有隐私权，隐私权必须得到保护。保护患者隐私是临床伦理学尊重原则、有利原则和不伤害原则的体现和要求。由于医护人员在疾病诊疗活动中所处的地位特殊，会主动或被动地了解患者的病史、症状、体征以及个人的习惯、嗜好等隐私秘密。因此，医护人员在执业活动中，有关心、爱护、尊重患者的义务和保护患者隐私的义务。

（1）医护人员在实施诊疗过程中凡是涉及老年人的言语，可能对患者造成伤害，必须要执行保护性医疗，以免在老年人面前或在无关人员面前提及，造成不必要的伤害，医护人员在查房时，可能对老年人造成伤害的病情分析必须在病室外进行。

（2）老年人的隐私在诊疗过程中仅向医务人员公开，是不愿让他人知道的个人私有领域，医护人员有义务为其保守秘密，维护老年人的各种权益，严格执行保护性医疗制度，不得以任何方式泄露患者隐私。

（3）医护人员在为异性老年人进行诊疗、护理过程中，必须有两人以上人员在场，并注意加以保护。

（4）对于可造成老年人精神伤害的疾病、生理上的缺陷、有损个人名誉的疾病等，要履行告知义务。在不违背保护性医疗制度的前提下，要注意尊重患者，不得歧视老年人，在向老年人和家属告知病情时，使用规范语言，特别要讲究语言艺术和效果。

第四章　养老照护服务培训与指导

培训是一种有组织地向学习者提供知识和技能、信息和信念的过程；指导是通过实践过程的训练，使养老护理员更好地掌握理论与实践知识。培训与指导是养老护理技师的工作内容之一，本章通过对初级、中级、高级养老护理员的理论培训与实践指导的介绍与学习，使养老护理技师能顺利开展对各级养老护理员的理论培训与实践指导工作。

第一节　养老照护服务理论培训

培训是根据教材或教学计划而实施的教学活动。如何提升培训能力是养老护理技师需要掌握的重要内容。本节通过培训的基本方法、培训计划的制订等基础知识的学习，从而提高养老护理技师教案编写及教学培训实施的综合能力。

一、培训计划的制订

培训计划是按照一定的逻辑顺序排列的记录，它是从组织的战略出发，在全面、客观的培训需求分析基础上做出的对培训内容、培训时间、培训地点、培训者、培训对象、培训方式和培训费用等的预先系统设定。

（一）制订培训计划的原则

1. 培训计划的制订首先要根据本单位的实际需要，突出实用性

开展养老护理员培训，切实提高养老护理员的理论知识、服务意识和操作技能，提升养老护理员职业道德素养、沟通交流能力、创新服务理念、应急处理能力等，增强养老服务相关的生活照护、基础照护、康复服务、心理支持、安宁服务、照护评估、质量管理及培训指导等相关知识和技能，更好满足养老服务需求，提高养老服务专业化和规范化水平。

2. 培训的计划制订需要听取各部门的意见建议，争取更多的支持

在养老机构内部，最了解机构未来的愿景、工作目标的是各管理部门的高层，听取他们对培训的要求，不仅可以了解他们对培训成效的期望值，对培训计划所持的态度，而且可以得到他们对培训计划的承诺和鼎力支持，对培训的开展具有积极的作用。

3. 培训计划制订前必须进行培训需求调查，多以访谈和问卷的形式进行

不仅是做养老护理员的个人需求调查，还需做养老机构各相关部门负责人的需求调查，目的是进一步了解养老机构的培训需求，确定护理员岗位技能差距和重点技能培训需求，对于通过调查所得来的数据进行分析，找出通过培训可以解决的方法。

4. 在计划制订过程中，要考虑设计不同的学习方式

由于养老护理员的学历层次不等，知识水平不一，需要和个体差异也不同，所以在制订计划时，要将重点、难点化繁为简、化难为易，将知识模块化、系统化，让养老护理员能一目了然，高效、快捷地掌握学习方法和所学知识。

5. 计划制订过程中，要考虑积极性的措施，以提高培训效率

为提高培训效率，可以由养老机构内部的讲师进行授课，也可以聘请培训机构的老师授课，关键是要找到合格的培训师，必须得到培训老师的积极配合，对于完成培训工作十分重要。

6. 注重培训的细节

培训工作都是一些琐碎的、繁杂的、细小的事务的重复，要把培训过程中的一切细节问题都当作一件大事来做，细节决定成败，把小事做细，真正做到细致严谨。细到与养老护理员的一次访谈，一个培训通知，一份教材的装订，等等。

7. 注重培训的内容

开展养老护理员培训，是以积极应对人口老龄化，全面提升老年人生活质量为目标，切实提高养老护理员的理论知识、服务意识和操作技

能，提升养老护理员职业道德素养、沟通交流能力、创新服务理念、应急处理能力等。

8. 注重培训的实效性

开展养老护理员培训，增强养老服务相关的生活照护、基础照护、康复服务、心理支持、安宁服务、照护评估、质量管理及培训指导等相关知识和技能，更好满足养老服务需求，提高养老服务专业化和规范化水平。

（二）制订培训计划的步骤与方法

1. 培训需求分析

需求分析可以运用主观判断和客观定量分析的各种方法。方法的确定依赖于对整个工作中哪些工作领域是最重要的和哪种培训效果最好的判断。但最终可靠的需求分析应以客观地收集到和分析出的数据为基础，从而决定是否真正需要培训及培训什么内容，等等。

2. 说明培训目的

包括直接观察养老护理员的实际工作情况，收集养老护理员提供的信息资料，还可以通过观察护理员在工作进行中的精神状态等，根据实际数据来说明决定培训的目的与什么相关与什么不相关。因此要尽可能搜集客观的、全面的数据。

3. 陈述目标

计划制订者依靠培训目的说明的结果进行转换，就成为了目标。目标越精确、细致，计划制订者就越容易进行下一步的工作。

4. 制定培训策略

以理论知识培训和实践技能培训相结合为目标。要针对不同级别、不同文化层次的养老护理员，采取不同的教学形式，深入浅出地呈现教学内容，积极引导他们灵活理解、领会、消化、掌握所学知识的内容。

5. 设计培训内容

根据工作要求确定培训内容的性质和类型，然后对这些内容进行分析，将其分解成一个个细节，并根据养老护理员的心理发展规律、内容之间的联系来确定各个细节的先后顺序，再选择适宜的工具和方法来展现这些细节。

二、养老照护理论知识培训的基本方法

理论知识培训是一种有组织的知识传递、标准传递、信息传递、信念传递及管理理念等传递的行为。培训的基本方法包括：讲授法、讨论法、案例法、角色扮演法、自主学习法以及演示法等。

（一）讲授法

讲授法是在教学活动中传统模式的培训方法，是养老护理员技师通过简明、生动的口头语言表达，系统地向护理员传授知识、启发护理员思维的方法。它是通过叙述、描绘、解释、推论来传递信息、传授知识、阐明概念、论证定律和公式等，引导养老护理员分析和认识问题。

1. 方式方法

养老护理员技师应具有丰富的知识和经验；讲授内容要有系统性，条理清晰，突出重点、难点；讲授时吐字要清楚，语言要生动，声音要委婉，表达要准确；必要时可运用板书；为提升培训效果，讲授时需配备多媒体设备；讲授结束后，应留出适当的时间与学员进行互动，以提问和答疑方式获取学员对讲授内容的反馈。

2. 优点

养老护理员普遍能够接受此种培训方法，运用方便，可以对许多人同时进行培训，经济高效；有利于养老护理员系统地接受新知识；养老护理技师容易掌握和把控培训的时间和进度；有利于养老护理员加深理解重点难点内容。

（二）讨论法

讨论法是在养老护理技师的指导下，养老护理员以全体或以小组为单位，围绕教材的中心或某个课题的中心问题，各抒己见，通过讨论或辩论活动，获得知识或巩固知识的一种教学方法。

1. 方式方法

养老护理员在养老护理技师指导下为解决某个问题而进行探讨、辨明是非以获取知识的方法。讨论的问题要有吸引力、要善于启发引导养老护理员；讨论结束后，养老护理技师要进行小结。

2. 优点

全体养老护理员都参加活动，可以培养合作精神，激发护理员的学习兴趣，能更好地发挥其主动性、积极性，有利于培养独立思考能力和口头表达能力，促进养老护理员灵活地运用知识。

（三）案例法

是指养老护理员技师为参加培训的护理员提供如何处理具体问题的书面描述，引导护理员分析和评价案例，提出解决问题的建议和方案的一种培训方法。目的是训练护理员具有良好的应对能力，帮助他们学习如何在紧急状况下处理好各类事件。

1. 方式方法

通常是养老护理技师要向养老护理员提供一个描述完整的老年人护理问题案例，案例要具有真实性，不能随意捏造；案例要与培训内容相一致，实施培训时可将养老护理员组成若干个小组来完成对案例的分析，做出判断，提出解决问题的方法；各小组讨论后，由各小组派代表在集体讨论中发表本小组的看法，同时听取其他小组的不同意见；讨论后由养老护理技师公布讨论结果，并引导养老护理员达成共识。

2. 优点

养老护理员参与性强，将养老护理员被动接受转变为主动参与；将养老护埋员解决问题的能力融人到知识传授中，有利于使养老护理员参与到实际问题的解决中；此教学方法生动具体，直观易学；能激发养老护理员养成积极参与和向他人学习的好习惯。

（四）角色扮演法

是一种情景模拟的方法。根据养老护理员在工作中的实际角色，将其安排在模拟、逼真的工作环境中，要求养老护理员处理可能出现的各种问题，是养老护理员培训中应用比较广泛的一种方法。

1. 方式方法

角色扮演法是指在培训情景下养老护理技师给护理员角色实践的机会，使养老护理员在真实的模拟情景中，体验某种行为的具体实践，帮助他们了解自己，了解老年人，便于在工作中改进提高；也可通过情景模拟，要求养老护理员扮演指定行为角色，并对行为表现进行评定和反馈，以此来帮助养老护理员发展和提高行为技能的最有效的一种培训方式。

2. 优点

养老护理员参与性强，养老护理员与养老护理技师之间的互动交流充分，可以提高养老护理员参加培训的积极性；特定的模拟环境和主题，有利于增强培训效果；通过观察其他养老护理员的扮演行为，可以学习到各种交流技能，通过模拟后的指导，可以使养老护理员及时认识到自身存在的问题并进行改正；在提高养老护理员专业能力的同时，也增强了他们的反应能力和心理素质。

（五）自主学习法

自主学习法是养老护理技师指导养老护理员通过阅读教材、参考书或观看视频等，以获取知识、巩固知识、培养自学能力的一种方法。

1. 方式方法

自主学习是与传统的接受学习相对应的一种现代化学习方式，是以养老护理员作为学习主体，在时间和内容上自己做主，不受别人支配，不受外界干扰，通过阅读、听讲、研究、观察、实践等手段，使养老护理员可以得到知识与技能持续变化的行为方式。

2. 优点

自主学习强调培养养老护理员强烈的学习动机和浓厚的学习兴趣，从而进行能动的学习，即主动自觉自愿地学习，而不是被动地或不情愿地学习，体现出养老护理员的自立性、自律性。

（六）演示法

养老护理技师在教学时，通过展示实物、直观教具或进行示范性操作，让养老护理员通过观察获得感性认识的教学方法。是一种辅助性教学方法，要与讲授法、讨论法等教学方法结合使用。

1. 方式方法

演示法是养老护理技师实际地操作一项技能，示范操作流程，显示完成一项工作内容或任务的过程和方法。

2. 优点

可以使养老护理员通过观察和练习牢固地掌握知识，形成技能、技巧，进一步提高水平，形成正确而深刻的概念，引起学习兴趣，集中注意力，有助于对所学知识深入理解、记忆和巩固，并能与理论相结合，使养老护理员在理论联系实践中理解和掌握知识。

养老护理技师选择教学方法的目的，是要在实际教学活动中有效地运用。养老护理技师应当根据具体教学的实际，对所选择的教学方法进行优化组合和综合运用；无论选择或采用哪种教学方法，都要以启发式教学思维作为运用各种教学方法的指导思想；养老护理技师在运用各种方法的过程中，必须充分关注养老护理员的参与性。

三、培训教案的编写

（一）培训教案概述

1. 概念

培训教案是养老护理技师教学经验的结晶，是教学组织能力和教学思想的体现，也是对教学环节及课堂教学程序的设计。教案是为每一个知识点（群）编制的教学方案。

2. 作用

教案的作用主要包括以下几个方面：

（1）教案是每次教学或培训的基本计划，可协助、明确教学或培训的目标及教育资源的合理使用；教案是开展教学或培训活动的依据，有利于确保教学或培训工作有序、有效地实施，可提示教学内容的目标、重点和难点，帮助养老护理技师有效完成教学任务。

（2）教案是对教材、养老护理员、教学方法的研究成果。备课、上课、作业、辅导、评价是教学的五个环节。备课是钻研教学大纲和教材，收集材料，研究教学方法，形成教学能力的过程。教师备课时需明确为什么教、教什么、怎么教，以及初级养老护理员或家属怎么学等问题，并在此基础上创造性地设计出目的明确、方法适当的教学方案——教案。

（二）分级培训教案编写的指导思想

（1）深刻领会培训教案编写的目的。编写教案的目的是技师实施培训养老护理员的实践思想，它要体现教学活动的整体功能，增长养老护理员的知识，发展养老护理员的能力，使养老护理员树立正确的情感、态度和价值观。

培训教案是通过技师预先设计好的方案，采取一定的措施和手段，激发养老护理员学习的动力，使养老护理员主动地进行思维，从而更好地领会需掌握的知识。

（2）强化教案编写的过程和质量。教案是对教学内容的补充、丰富和完善；是技师教学思路和方法的再现；是技师教学活动最重要的条件和质量保证。

（3）把握教案编写环节也是技师自身素质提高的重要途径。教案编写是技师提高知识水平的重要手段，也是技师提高科研教学能力的重要形式。

（4）注重教案的质量是考核教师的基本依据之一。教案设计的质量如何，往往是一节课成败的关键。教案的质量不仅体现着养老护理技师的教学能力和知识水平，而且也反映着技师的工作态度、敬业精神和工作责任心，反映着技师的世界观和价值观。

（三）初、中、高级养老护理员培训教案的比较（表 4-1-1）

表 4-1-1　初中高级养老护理员培训教案的比较

培训对象	初级	中级	高级
培训目标	能熟练掌握老年人饮食、清洁、排泄、睡眠照护、知识与技能，能进行用药照护、冷热应用、体位转换、轮椅使用	具有熟练的基础护理技能，能进行生活照护、基础护理、一般康复护理工作，掌握护理文书书写规范	能熟练掌握晨、晚间护理，鼻饲、吸痰、吸氧、卧床更换床单及体温及血压的测量工作，能参与带教实习
培训内容 知识模块	生活照护 基础照护 康复服务	生活照护 基础照护 康复服务 心理支持	基础照护 康复服务 心理支持 培训指导

续表

培训对象	初级	中级	高级
重点难点	喂食体位、协助口腔清洁、皮肤护理、睡眠照护等	饮食睡眠影响，饮食分析方法等	心理支持与康复服务方法等
培训课时	180	150	120
教学手段	讲授、案例讨论、实践指导	案例讨论、实践指导	案例讨论、实践指导
考核设计	平时与期终成绩	平时与期终成绩	平时与期终成绩

（四）培训教案编写基本要素

培训教案编写主要包括内容的设计及讲义的编写、测试题的设计及编写、PPT 演示的设计等。

1. 教案内容的设计

通过培训任务及课程评估，开展课程内容的设计，主要包括以下几个方面。

培训项目：每个培训项目通常包括几个相对独立的课程。

课程名称：说明本节培训课程的名称。

培训时间：课程学时。

课程目的：即指教学要求，说明本课程要完成的教学任务及学习的必要性。

教学目标：通过本课程的学习，需要实现的转化及能掌握的技能。

培训学时：说明需要多长时间完成培训。

培训对象：本节课程培训的对象。

课程类型：说明是岗前培训课程还是岗位规范化培训。

课程重点：说明本课程所必须解决的关键性问题。

课程难点：说明本课程学习时易产生困难和障碍的知识点。

教学过程：也称课堂结构，说明教学进行的内容、方法、步骤。

课程提纲：是指课程的结构及内容的顺序。

教具准备：说明使辅助教学手段的工具（计算机、投影、录像等）。

板书设计：说明上课时准备写在黑板上的内容。

课程资料：包括培训讲义及页数、PPT 演示及页数、测试题及数量、参考书及页数等。

2. 培训实施的关键环节设计

培训实施的关键环节设计包括开场白设计、课堂提问方式设计、课堂语言设计、课堂结尾设计。

（1）开场白的设计

开场白是培训课程开始时的语言设计，不同开场语言的设计，会产生不同的教学效果。可考虑采取的方法有以图片开场、以录音故事开场、以电视故事开场等多媒体手段。

（2）课堂提问方式的设计

如分组讨论、案例分析、演示操作、观看录像、角色扮演、相互访谈、小组辩论等形式。

（3）课堂语言的设计

如何选择知识的载体很重要。可以通过语言讲解知识，利用声音作用于学员的听觉，也可以利用文字符号表达在 PPT 上，还可以通过阅读作用于学生的视觉。

3. 试题设计

试题的设计应该考虑三个方面的因素：本课程的重点内容、难点内容、需要思考的问题。

4. 演示 PPT 幻灯片设计

演示 PPT 幻灯片的设计也是实施培训的重要环节，包括开场方法、重点难点讲解方法、组织讨论方法、作业布置（说明如何布置书面或口头作业）、课后小结方法（对课程教学中知识的科学性和完整性评价）。

（五）备课的基本概念

备课是进行教学实践活动的重要步骤，是形成教学能力的重要环节，是提高教学效果的重要保证。备课是讲好课的基础与前提，是决定讲课成败的关键，备课越充分，讲课时则越自信，效果也越好。

1. 备课的基本内容

备课是在开课前的教学准备活动，它主要包括以下几方面内容：

（1）明确本课程的地位、任务和作用

养老护理技师在接受教学任务后，首先应查阅所教专业的培养目标与培养计划，明确课程的性质，由此分析课程在专业人才的知识结构和能力培养中所起的作用，确定课程的教学总目标。

（2）编制教学进度

养老护理员技师应熟悉课程标准，明确其中的教学基本要求，制定教学进度表。

（3）撰写备课笔记

讲授者需围绕课程标准，认真钻研教材，广泛阅读相关教学参考资料，确定教学的重点与难点，设计教学过程，明确采用的教学方法和手段，撰写出详细的教学方案即备课笔记。

2. 备课笔记

备课笔记详细书写了养老护理员技师在课堂教学前预先设计的教学方案，是护理员技师认真钻研课程标准、教材、教参，分析护理员情况后，形成的教学目标要求、重点难点、教学思路、教学环节和策略的文本表现形式。写备课笔记可以促进养老护理员技师教学技能的形成和教学经验的不断丰富，是促进成长的重要环节。

备课笔记作为实施教学的文件，应包括下列内容：

（1）每次课的教学目的

课堂教学应该完成的任务包括知识目标与能力目标，整个教学工作必须紧紧围绕教学目标进行，因此每次课都要有明确的教学目的，并将它有效地落实到护理员身上，从而使护理员的学习有明确的目的，而“当一个人清醒地意识到自己的学习活动所要达到的目标与意义，并以它来推动自己的学习时，这种学习的目的就成为一种有力的动机”（〔美〕奥苏伯尔）。

（2）讲授的内容提要、重点、难点

一门学科的知识结构，主要由该学科理论的基本概念和基本原理组成，它不受教学计划、教学大纲的影响而独立存在，并不断更新和发展。而把学科的知识结构变成教材的知识结构和教学内容，则要充分体现教学大纲和培养目标的要求。因此，教师要深入钻研教材，广泛阅读教学参考书，对教材的基本思想、基本概念知识的来龙去脉与结构，都要清清楚楚。在此基础上，根据教学目的，分析达到这些目的所需要的知识以及步骤，确定教学的内容并筛选重点和难点。

课堂教学最忌讳照本宣科，因此养老护理员技师在备课时必须阅读一定数量的参考资料，根据教学需要选择和补充教学内容，只有这样才能做到“以一桶水教给学生一杯水”。

新开课的年轻养老护理技师由于对课堂教学节奏的控制缺乏经验，选择一次课的教学内容时要注意预留一些机动部分，以便在讲课时灵活选用。

(3) 采用的教学方法、实施步骤

备教材、备学生、备教法是备课的三大构成，了解护理员是确定教学方法的前提。

护理员的原有知识水平是达到教学目的的出发点。养老护理技师的教，是为护理员的学，因此，教学必须根据护理员的身心发展，根据护理员的认知结构。

选择教学方法、设计教学方案，也就是在护理员原有的知识和教学目的之间搭“梯子”“架桥梁”。养老护理技师必须弄清楚新知识的讲解，是以养老护理员头脑中原有的哪些知识为基础，固定在哪些已有的知识上，即在养老护理员的认知结构中找到适当的同化点，这是因为养老护理员对新知识的获得需要通过有意义的学习才能实现。而这种新旧意义的同化，进而形成更为高度分化的认知结构。所以，养老护理员的学习过程，就是认知结构的建构与转换过程，如何进行教学设计来实现该过程是教师教学能力和水平的体现。

教学方法的选择是教学设计的重要内容，是养老护理技师和护理员为达到教学目的，完成教学任务而共同进行认识和实践活动的途径和手段。常用的教学方法包括以语言形式获得间接经验的教学方法，如讲授法、谈话法、讨论法和读书指导法；以直观形式获得直接经验的方法，如演示法和参观法；以实际训练形式形成技能、技巧的教学方法，如练习、实验和实习等方法。教学活动是一个复杂的过程，往往需要将几种教学方法综合在一起使用。

(4) 各教学步骤的时间分配

教学过程的组织可以归纳成导入、讲授、总结三个基本步骤。

导入过程往往起到承上启下的作用，常采用复习上次培训的主要内容并强调重点的方式，一般不要超过 15 分钟。

讲授新内容是一次课的主体，分配时间应与教学的重点和难点相吻合，并注意张弛有度。控制得当的课堂讲授过程如同一段音乐，通过节奏和韵律来体现出它的美妙。

（5）课后小结是课程教学的结尾，主要帮助学员厘清所学的知识纲要，概括教学重点和难点，强调学习要求，师生双方互动的设计，对教学效果等课堂教学过程情况进行总结与分析，提出课后复习、预习要求，布置作业，一般为 10 分钟。

（六）培训教案编写的关键环节及要求

1. 熟悉各级养老护理员培训内容

（1）初级养老护理员培训内容（表 4-1-2）

表 4-1-2　初级养老护理员的培训内容

章	节内容	课时（45 分钟/每课时）		
		合计	理论	实训
第一章 生活照护	饮食照护知识与技能 排泄照护知识与技能 清洁照护知识与技能 睡眠照护知识与技能	100	50	50
老年人生活照护知识与技能	通过学习老年人的生活照护知识与技能，掌握老年人日常护理方法，辨别老年人大小便异常情况，能熟练为老年人清洗沐浴，协助老年人服药，能测体温、更衣换尿布，能对老年人的餐具、尿布、毛巾、空气进行正确消毒；掌握窒息观察方法			
第二章　基础照护	用药照护知识与技能 冷热应用知识与技能 临终关怀知识与技能	60	30	30
老年人基础照护知识与技能	通过学习用药照护、冷热应用、临终关怀知识与技能，了解老年人常见生理衰老表现，掌握各项单元技能			
第三章 康复服务	康乐活动知识与技能 功能锻炼知识与技能	20	10	10
老年人康复服务知识与技能	通过学习康复护理知识与合理活动，熟悉康复活动方法及要求，掌握使用不同助行器活动锻炼的老年人协助方法			
合计	3 章 9 节	180	90	90

（2）中级养老护理员培训具体内容（表 4-1-3）

表 4-1-3 中级养老护理员培训具体内容

职业功能	工作内容	技能要求	相关知识要求
1. 生活照护	1.1 清洁照护	1.1.1 能为老年人洗脸、洗手、洗头、梳头、剃胡须、洗脚、修剪指（趾）甲 1.1.2 能协助老年人清洁口腔 1.1.3 能协助老年人摘戴义齿并清洗 1.1.4 能协助老年人洗澡（淋浴、盆浴、擦浴） 1.1.5 能为老年人清洁会阴部	1.1.1 老年人清洁照护知识及观察要点 1.1.2 老年人口腔卫生知识、义齿的一般养护知识 1.1.3 老年人床上洗浴要求及注意事项 1.1.4 老年人会阴清洁注意事项
	1.2 穿脱衣物	1.2.1 能为老年人穿脱衣服、鞋袜 1.2.2 能协助老年人穿脱简易矫形器等辅助器具	1.2.1 老年人穿脱衣服的方法、要求和注意事项 1.2.2 简易矫形器等辅助器具的穿脱方法和注意事项
	1.3 饮食照护	1.3.1 能为老年人摆放进食体位 1.3.2 能协助老年人进食、进水 1.3.3 能观察、评估老年人进食、进水的种类和量，报告并标记异常变化 1.3.4 能对发生噎食、误吸情况的老年人采取应急措施，报告并寻求帮助	1.3.1 老年人进食、水体位摆放方法及要求 1.3.2 老年人进食、进水方法及观察要点 1.3.3 老年人进食、进水的风险识别 1.3.4 常见老年人膳食种类和摄入量
	1.4 排泄照护	1.4.1 能协助老年人如厕 1.4.2 能协助卧床老年人使用便器排便 1.4.3 能为老年人更换尿布、纸尿裤，倾倒尿液 1.4.4 能观察老年人排泄物的性状、颜色、次数及量，报告并记录异常情况	1.4.1 老年人排泄基本知识及观察要点 1.4.2 大小便器具及辅助用品的正确使用方法及注意事项 1.4.3 大小便的性状、颜色和异常情况
	1.5 睡眠照护	1.5.1 能为老年人布置睡眠环境 1.5.2 能观察老年人睡眠状况，报告并记录异常变化	1.5.1 老年人睡眠的特点 1.5.2 协助老年人睡眠的基本方法及观察要点

续表

职业功能	工作内容	技能要求	相关知识要求
1. 生活照护	1.6 环境清洁	1.6.1 能为老年人提供舒适清洁的环境 1.6.2 能整理、更换床单位	1.6.1 保持舒适环境的基本方法 1.6.2 整理、更换床单位的操作方法和注意事项
	1.7 失智照护	1.7.1 能为失智老年人提供生活照护 1.7.2 能协助观察失智老年人的异常行为	1.7.1 失智的基本概念和失智老年人照护原则 1.7.2 失智老年人照护的基本方法及注意事项
2. 基础照护	2.1 体征观测	2.1.1 能协助老年人测量生命体征并观察、记录 2.1.2 能协助老年人测量体重并记录	2.1.1 测量生命体征的方法及观察要点 2.1.2 测量体重的方法及注意事项
	2.2 护理协助	2.2.1 能使用热水袋等为老年人保暖 2.2.2 能使用冰袋等为高热老年人物理降温 2.2.3 能观察老年人使用冷热疗法的皮肤异常变化，记录并及时报告 2.2.4 能为老年人翻身，能观察皮肤变化，能识别Ⅰ度压疮，处理并报告 2.2.5 能为老年人翻身叩背促进排痰	2.2.1 老年人保暖和物理降温的操作方法及注意事项 2.2.2 老年人皮肤观察知识 2.2.3 压疮的基本知识和预防 2.2.4 Ⅰ度压疮的处理方法 2.2.5 叩背的基本方法
	2.3 感染防控	2.3.1 能进行环境及物品的清洁 2.3.2 能进行手部清洁	2.3.1 环境及物品清洁概念和基本方法 2.3.2 手部清洁的重要性和基本方法
3. 康复服务	3.1 体位转换	3.1.1 能为老年人正确摆放体位 3.1.2 能协助老年人进行各种体位的转换 3.1.3 能使用助行器、轮椅等辅助器具协助老年人转移	3.1.1 老年人常见体位及摆放原则 3.1.2 老年人体位安全转换方法 3.1.3 助行器、轮椅等辅助器具的使用方法和注意事项
	3.2 康乐活动	3.2.1 能示范、指导老年人手工活动 3.2.2 能示范、指导老年人娱乐游戏活动	3.2.1 老年人常用手工活动类型和指导方法 3.2.2 老年人文体娱乐活动类型和指导方法

（3）高级养老护理员培训具体内容（表 4-1-4）

表 4-1-4　高级养老护理员培训具体内容

职业功能	工作内容	技能要求	相关知识要求
1. 基础照护	1.1 用药照护	1.1.1 能喂老年人口服药，观察用药后的不良反应并记录 1.1.2 能为老年人使用滴眼、耳、鼻等外用药，观察用药后的不良反应并记录	1.1.1 老年人常用药物的不良反应及常见风险防范措施 1.1.2 老年人多重用药的风险
	1.2 风险应对	1.2.1 能评估老年人跌倒、压疮、走失、噎食、误吸、烫伤、冻伤、中毒、中暑的风险，并制定出风险预防的措施及不良事件分析 1.2.2 能发现老年人急性创伤、肌肉骨骼关节损伤等，并做出初步的应急处置 1.2.3 能配合医务人员对急救老年人进行安全转运	1.2.1 老年人跌倒、压疮、走失、噎食、误吸、烫伤、冻伤、中毒、中暑的评估方法及应对措施 1.2.2 老年人急性创伤、肌肉骨骼关节损伤等的应急处置方法 1.2.3 安全转运流程
	1.3 护理协助	1.3.1 能协助进行Ⅲ度压疮老年人的照护 1.3.2 能对老年人提供雾化吸入、口腔吸痰、吸氧操作	1.3.1 Ⅲ度压疮老年人的照护 1.3.2 雾化吸入、口腔吸痰、吸氧操作的方法和注意事项
	1.4 失智照护	1.4.1 能针对失智老年人特殊异常行为提供相应的应对措施 1.4.2 能识别失智老年人的环境风险并制定应对措施	1.4.1 失智老年人特殊异常行为表现及应对措施 1.4.2 失智老年人常见环境风险及处理
	1.5 安宁服务	1.5.1 能协助对临终老年人家属提供心理慰藉及哀伤应对 1.5.2 能协助老年人家属处理后事	1.5.1 心理慰藉的注意事项 1.5.2 哀伤应对的常见方法
2. 康复服务	2.1 功能促进	2.1.1 能组织和指导老年人开展康复体操活动 2.1.2 能指导或协助老年人平地行走、上下楼梯训练 2.1.3 能指导或协助老年人使用安全防护性辅助器具	2.1.1 老年人常用康复体操方法、适用对象与注意事项 2.1.2 老年人行走、上下楼梯时的平衡与协调性控制方法与注意事项 2.1.3 安全防护性辅助器具种类和使用方法

续表

职业功能	工作内容	技能要求	相关知识要求
2. 康复服务	2.2 认知训练	2.2.1 按照康复计划，能指导轻、中度认知功能障碍的老年人进行记忆力等训练 2.2.2 按照康复计划，能指导轻、中度认知功能障碍的老年人进行定向力等训练	2.2.1 轻、中度认知功能障碍的记忆力等训练的基本方法 2.2.2 轻、中度认知功能障碍的定向力等训练的基本方法
3. 心理支持	3.1 沟通交流	3.1.1 能与失明、失聪、失语等功能受损的老年人进行沟通 3.1.2 能在发生冲突的情况下进行沟通	3.1.1 非语言沟通交流的常用方法 3.1.2 冲突发生的过程和沟通的注意事项
	3.2 心理辅导	3.2.1 能应对岗位工作压力 3.2.2 能指导老年人自我解压 3.2.3 能识别老年人的异常心理活动，并及时应对上报 3.2.4 能根据老年人心理及情绪变化采取应对方法	3.2.1 压力的应对方法 3.2.2 老年人常见的异常心理及处理方法 3.2.3 老年人心理及情绪变化的应对技巧
4. 培训指导	4.1 理论培训	4.1.1 能对老年人和家属进行照护知识培训 4.1.2 能对四级/中级工、五级/初级工级别人员进行照护知识培训	4.1.1 老年人自我照护的常见知识 4.1.2 老年人照护的常用知识 4.1.3 四级/中级工、五级/初级工级别人员常用知识
	4.2 技术指导	4.2.1 能传授老年人自我照护方法 4.2.2 能对家属等非专业照护人员进行照护技能指导 4.2.3 能对四级/中级工、五级/初级工级别人员进行照护技能指导	4.2.1 老年人自我照护方法 4.2.2 老年人照护的常用技能 4.2.3 四级/中级工、五级/初级工级别人员常用技能

2. 培训教案编写要求

（1）设计课程，符合科学性。设计培训教案是一个创造性劳动过程，体现着养老护理员技师的教育思想、理念、经验、智慧、艺术性等，反映出综合素质和水平。要认真贯彻课程目标要求，结合护理员的实际情况确定教学目标、重点、难点。在设计教案前应评估教学任务，如评估培训题目、培训对象、培训学时、培训目标等，这是编写教案的基础工作。

（2）钻研教材，符合创新性。应根据标准及培训教程编写培训教案。但也要与时俱进，采取灵活多样的教学方法，根据评估教学任务，研读有关培训教材的相关资料，充分利用教学资源，听取专家和同行意见，向有经验的老师请教，分析如何实现教学目标和设计教学环节，做到巧妙构思，精心安排，从而完成一份优秀的教案。

（3）内容结构，符合可操作性。编写教案应熟悉教案的基本元素及结构，作为教师，应根据教学的基本内容逐步完成教案内容，要从实际出发，考虑到教案的可行性和可操作性，并针对授课对象的具体情况，酌情增减教案的内容。

（4）因地制宜，符合差异性。每个学员因为个体差异的不同，经历和思维能力不同，对问题的理解能力不同，接受知识的程度也不同，所以要充分考虑到护理员在学习时会提出哪些问题，应该怎样引导，要设计出几种教学方案。教案应突出重点和难点的设计，促进护理员对教学难点与重点的理解，以实现教学目标。

（七）编写分级养老护理员培训教案的操作步骤及教学实施案例

1. 操作步骤

步骤 1　工作准备

（1）培训师资准备。了解培训师资的具体情况，并做好全面沟通。

（2）培训环境准备。根据培训人数选择适当的培训场地，根据培训内容选择适用的教学用具。

（3）培训学员准备。养老护理员在培训前进行必要的预习。

（4）相关资料准备。熟悉养老护理员《国家职业技能标准》，准备相关养老护理员教材及大纲，适当选择相关资料。

步骤 2　评估不同级别养老护理员的培训需求

依据养老护理员《国家职业技能标准》（2019 年版）的要求，评估区分不同级别养老护理员培训与指导目标。如初级养老护理员的培训重点应放在老年人饮食、清洁、排泄、睡眠照护及用药照护、冷热应用的知识技能的基础培训；中级养老护理员的培训重点应放在基础照护能力的规范化培训及康复服务的技能培训上；高级养老护理员的培训重点应放在加强心理照护能力的培训、紧急救护应对处理能力的培训及护理计划制定能力等方面的培训。

步骤 3　设计培训内容及主题框架

包括培训目标、培训内容、培训课时、培训重点难点、培训方法等。如对中级养老护理员培训时，因考虑到在初级养老护理员培训阶段已经完成以生活照料为主体内容的培训，所以对中级养老护理员培训重点，应突出如何提高在基础照护能力的规范化培训上。

步骤 4　选择适宜的培训方法

课程开始时，以提问方式让养老护理员思考引出培训内容，或以典型案例思考引出培训内容。例如：老年人被热水袋烫伤的原因分析，就可以情景案例法进行讲授，从而引导出热水袋的正确使用方法及注意事项等，讲授重点难点时可使用图示等方法展示。

步骤 5　论证教案的完整性

对教案的内容和形式进行评审把关，主要看内容设计的是否符合目标、是否全面细致，重点难点是否突出；形式是否合理，考核方法是否可行，学时分配是否恰当等；听取专家建议后进行修改和完善。

2. 教学实施的关键环节

讲好一堂课的关键环节，是如何促进养老护理员能掌握培训知识及培训方法。主要包括以下几个关键环节：导入新课、讲授新课、巩固新课、组织课堂讨论、布置作业、实施小结等。

（1）导入新课时，通常可以选用适宜的案例，以图片或故事的方式导入新课，以提高养老护理员的兴趣和关注力，时间一般为 5 分钟。

（2）讲授新课的特点是和养老护理技师通过语言传播知识，通常是课堂教学过程中的关键环节，需考虑如何根据培训目标，分析课程的重点和难点。所需时间通常为课堂总时间的二分之一或三分之一。

（3）巩固新课。在整个课堂教学过程中，注意调动养老护理员的积极性，通常采取提问式的方法，了解养老护理员对所学习的内容是否真正理解和掌握，时间一般为 15 分钟左右。

（4）组织课堂讨论。在培训过程中，可针对讲授的重点和难点问题，组织课堂讨论。养老护理技师选择适宜的问题，请养老护理员回答。

（5）布置作业

为了更好地检查护理员是否能独立完成所学的内容，应设计一些思考题，供养老护理员在课程结束后复习和进一步学习。作业内容的选择应包括概念、重点难点引出的问题及延伸阅读的内容。

（6）实施小结

培训课程结束前的小结是对本次培训进行全面的回顾，以强化本节课的目标、重点和难点，同时，可交代作业完成的时间要求和下次课程的预先学习，必要时可进行评价反馈来了解培训效果。

在实施培训过程中，注意培训目标的转化与实现；要依据教材，循序渐进，深入浅出；培训课时掌握要合理，注意开场白应引起学生的关注，讲解应避免使用随意性的语言，课堂讨论应尽量避免超时，课堂讨论应尽量选择思考题形式及案例讨论形式，注意重点难点、结尾几个关键环节的学时分配。

3. 教学实施案例：老年人生活照护中的热水袋使用

步骤 1　工作准备

（1）任务评估

举例：初级养老护理员培训任务评估（表 4-1-5）。

表 4-1-5　初级养老护理员培训任务评估

评估教学任务	确认培训目标
确认培训内容	老年人生活照护中的热水袋使用
确认培训对象	初级养老护理员
确认目标定位	岗前规范化培训
培训课时定位	2 小时
培训地点确认	第三教室
培训形式定位	面授
培训方式设计	PPT 幻灯片演示+案例讨论

（2）养老护理技师准备。准备好适宜的教材及教学大纲、教案、演示 PPT 幻灯片、讲义等资料。

（3）环境准备。教室的投影设备、黑板等用物。

（4）养老护理员准备。准备培训教材或讲义、笔、本等。

步骤 2　导入典型案例（5-10 分钟）

开场问好：各位护理员好。

导入题目：今天我们要学习如何为老年人使用热水袋。

培训目标：能帮助老年人正确使用热水袋保暖。

问题叙述：培训内容看似简单，但需要掌握规范的操作方法及注意事项。

典型案例：老年人使用热水袋不当烫伤的图片情境。

步骤 3　讲解重点难点（30-40 分钟）

讲解与讲述需要一定的讲课方法支撑：如启发性、引导性讲课方法。

（1）简要知识回顾。老年人使用热水袋的基本知识有哪些？讲述要点：老年人生理机能变化，热水袋的作用，热水袋的类型，热水袋使用方法，热水袋使用要求。

（2）讲解重点问题。老年人使用热水袋的方法和要求，如水温一般为 50℃，放置位置为离足底 10 厘米，时间一般为 30 分钟。

（3）讲解观察方法。卧床或失能老年人使用热水袋应注意每 10-15 分钟观察一次，查看热水袋有无漏水现象，有无直接接触老年人皮肤，老年人皮肤有无发红，如有异常立即报告。

步骤 4　组织课堂讨论（30 分钟）

提问式讨论：老年人使用热水袋为什么容易造成烫伤？

案例式讨论：一名 89 岁的老年人，晚上睡觉时使用了热水袋，第二天早晨发现小腿部有水泡，请分析为什么会出现水泡？哪些环节是造成这名老年人烫伤的原因或相关因素呢？

强化式讨论：热水袋检查，热水测量方法，如何灌装热水袋及热水量控制，如何排出热水袋中的空气，如何包裹并放置热水袋。

步骤 5　布置作业及小结（10 分钟）

布置作业的目的是促进养老护理员巩固和消化课堂所学的知识，形成自己的知识和技能。养老护理技师在布置作业时，要符合教学目标，理论联系实际，启发养老护理员思考，要从知识技能的角度考虑。在布置作业时，应明确作业的类型和形式，布置下次课的预习要点，回顾自己讲课中的优点与问题。

（八）编写分级养老护理员培训教案的注意事项及格式要求

1. 注意事项

编写培训教案过程中，应注意以下几点：

（1）需求评估应避免形式化。

（2）培训框架设计应突出各级培训的重点。

（3）课程讨论方法选择要适宜。

（4）应考虑到不同级别养老护理员的需求。

2. 教案内容形式要符合教案的格式要求

举例：老年人热水袋的应用教案（表 4-1-6）

表 4-1-6　老年人热水袋的应用教案

教学课题	老年人热水袋的应用	课型	理论
		对象	初级养老护理员
教学目的	热水袋使用的概述（概念、作用等） 热水袋使用方法 如何安全有效完成操作		
教学重点	如何测量热水袋的温度 使用热水袋的观察内容		
教学难点	观察内容与方法的结合		
教学方法	用实物、图片及简图加深感性认识，简表对比加深理解，学生讨论，反馈本次课的教学效果。布置自学内容		
课时安排	教学步骤、内容（详细内容见课件） 教学时数：2 学时 热水袋使用概述大约 20 分钟 使用方法和要求大约 30 分钟 案例讨论大约 30 分钟		
小结（10 分钟）	通过学习老年人热水袋使用，使学员能掌握热水袋使用方法及注意事项		
思考题	使用热水袋有哪些注意事项		

第二节 养老照护服务技能指导

养老护理员具体工作的内容主要是实施技能操作，各级养老护理员的技能操作关系到养老机构的护理服务质量，良好的服务技能可以提供优质的护理服务，减少护理服务风险，提高老年人的满意度，故对于初、中、高级养老护理员的技能指导是养老护理技师重要的一项工作内容。

一、初、中、高级养老护理员常用技能

（一）生活照护服务技能

1. 五级/初级养老护理员生活照护技能要求

五级/初级养老护理员对老年人进行生活照护技能要求包括：清洁照护、穿脱衣物、饮食照护、排泄照护、睡眠照护、环境清洁及失智照护。内容详见表 4-2-1。

表 4-2-1 五级/初级养老护理员生活照护技能要求

职业功能	工作内容	技能要求
生活照护	1. 清洁照护	1.1 能为老年人洗脸、洗手、洗头、梳头、剃胡须、洗脚、修剪手指（脚趾）甲 1.2 能协助老年人清洁口腔 1.3 能协助老年人摘戴义齿并清洗 1.4 能协助老年人洗澡（淋浴、盆浴、擦浴） 1.5 能为老年人清洁会阴部
	2. 穿脱衣物	2.1 能为老年人穿脱衣服、鞋袜 2.2 能协助老年人穿脱简易矫形器等辅助器具
	3. 饮食照护	3.1 能为老年人摆放进食体位 3.2 能协助老年人进食、进水 3.3 能观察、评估老年人进食、进水的种类和量，报告并标记异常变化 3.4 能对发生噎食、误吸情况的老年人采取应急措施，报告、寻求帮助

续表

职业功能	工作内容	技能要求
生活照护	4. 排泄照护	4.1 能协助老年人如厕 4.2 能协助卧床老年人使用便器排便 4.3 能为老年人更换尿布、纸尿裤，倾倒尿液 4.4 能观察老年人排泄物的性状、颜色、次数及量，报告并记录异常情况
	5. 睡眠照护	5.1 能为老年人布置睡眠环境 5.2 能观察老年人睡眠状况，报告并记录异常变化
	6. 环境清洁	6.1 能为老年人提供舒适清洁的环境 6.2 能整理、更换床单位
	7. 失智照护	7.1 能为失智老年人提供生活照护 7.2 能协助观察失智老年人的异常行为

2. 四级/中级养老护理员生活照护技能要求

中级养老护理员对老年人进行生活照护的技能要求包括：清洁照护、饮食照护、排泄照护、睡眠照护和环境清洁。内容详见表4-2-2。

表4-2-2　四级/中级养老护理员生活照护技能要求

职业功能	工作内容	技能要求
生活照护	1. 清洁照护	1.1 能为老年人进行口腔清洁 1.2 能为老年人进行身体清洁，并处理特殊情况
	2. 饮食照护	2.1 能根据老年人疾病和特殊进食需求，选择进食类型和加工方式 2.2 能为戴鼻饲管的老年人进食、进水
	3. 排泄照护	3.1 能使用开塞露、人工取便及其他辅助方法协助老年人排便 3.2 能为人工造瘘的老年人更换造瘘袋 3.3 能观察留置导尿的老年人的尿量及颜色，标记异常并及时报告
	4. 睡眠照护	4.1 能识别影响老年人睡眠的环境因素，并提出改善建议 4.2 能照护有睡眠障碍的老年人入睡 4.3 能指导老年人改变不良的睡眠习惯
	5. 环境清洁	5.1 能对老年人生活环境及常用物品进行清洁消毒 5.2 能对感染的老年人进行床旁消毒隔离 5.3 能对垃圾进行分类和处理

【生活照护技能指导案例】协助老年人清洁口腔

协助老年人清洁口腔，是初级和中级养老护理员在生活照护工作内容中，对清洁照护的技能要求之一，如何使初级和中级养老护理员能够安全正确地为卧床老年人清洁口腔，这就要求养老护理员必须掌握刷牙、清洁义齿的操作方法，能为生活不能自理的老年人清洁口腔，也是本次课的学习目标。

【案例导入】

郑奶奶，85岁，患有脑梗死，因偏瘫长期卧床。口腔有异味，义齿上有残渍，请问养老护理员在照护过程中如何为郑奶奶保持口腔清洁呢？

【学习目标】

（1）掌握协助刷牙、清洁义齿的操作方法。

（2）能为生活不能自理的老年人清洁口腔。

【基础知识讲授】

（1）概述。口腔清洁是指为生活不能自理的老年人擦拭口腔表面及清洁义齿，去除口腔异味和牙齿上的残留物。

（2）目的。保持口腔清洁无感染，去除口腔内残留物和异味，增加老年人的舒适感。

（3）安全提示

①协助刷牙时切忌引起老年人呛咳。

②不能将义齿泡在热水中或有腐蚀性的消毒剂（如酒精等）中。

③使用义齿的老年人应遵循白天持续佩戴，晚上摘除的原则。

④暂时不用的义齿，应浸泡在清洁的冷水杯中，每日更换一次清水。

【操作流程】

（1）牙齿清洁

用物准备：牙刷、牙膏、清水、湿纸巾等

↓

环境准备：关好门窗，调节室温在24℃-25℃，用屏风遮挡老年人，取坐卧位

↓

养老护理员准备：着装整洁，洗净、温暖双手

↓

告知老年人操作的目的、意义，取得老年人的配合

↓

协助刷牙：协助漱口，取适量牙膏涂于牙刷上，为老年人刷洗牙齿各面，再次协助漱口，清除口腔内所有泡沫后，使用湿纸巾擦拭干净，使用润唇膏涂抹在老年人唇部

（2）义齿清洁

用物准备：水杯2个、牙刷、清洗液、温水、冷水

↓

环境准备：温度适宜，光线明亮

↓

养老护理员准备：着装整洁，洗净、温暖双手

↓

告知老年人操作的目的、意义，取得老年人的配合

↓

清洗义齿：协助老年人取下义齿，用温水漱口，用牙刷蘸取清洗液分别刷洗义齿外侧、咬合面、内侧面

↓

整理用物：用清水将义齿冲洗干净，并将义齿泡于冷水杯中

（3）注意事项

①操作过程中，密切观察患者呼吸频率和节律。

②如果老年人出现躁动或其他病情变化，应暂停操作。

【知识链接】

口腔护理常用的溶液及作用

①0.9%氯化钠溶液：清洁口腔，预防感染。

②0.02%呋喃西林溶液：清洁口腔，有广谱抗菌作用。

③复方硼酸溶液（朵贝尔溶液）：轻微抑菌，消除口臭。

【课后小结】

口腔清洁是初中级养老护理员照护老年人的基本技能。本节课着重学习了协助为老年人清洁口腔的操作要点，希望通过本节内容的学习，能够掌握口腔清洁的操作方法，工作中能够为老年人安全有效地清洁口腔。

【课后练习】

单选题、多选题、思考题等形式。

（二）基础照护服务技能

1. 五级/初级养老护理员的基础照护技能要求

初级养老护理员对老年人进行基础照护的技能要求包括：生命体征观测、护理协助、感染防控。内容详见表 4-2-3。

表 4-2-3　五级/初级养老护理员的基础照护技能要求

职业功能	工作内容	技能要求
基础照护	1. 体征观测	1.1 能协助老年人测量生命体征并观察、记录 1.2 能协助老年人测量体重并记录
	2. 护理协助	2.1 能使用热水袋等为老年人保暖 2.2 能使用冰袋等为高热老年人物理降温 2.3 能观察老年人使用冷热疗法的皮肤异常变化，记录并及时报告 2.4 能为老年人翻身，能观察皮肤变化，能识别 I 度压疮，处理并报告 2.5 能为老年人翻身叩背促进排痰
	3. 感染防控	3.1 能进行环境及物品的清洁 3.2 能进行手部清洁

2. 四级/中级养老护理员的基础照护技能要求

中级养老护理员对老年人进行基础照护的技能要求包括：生命体征观测、用药照护、风险应对、护理协助、感染防控、失智照护及安宁服务。内容详见表4-2-4。

表4-2-4 四级/中级养老护理员的基础照护技能要求

职业功能	工作内容	技能要求
基础照护	1. 体征观测	1.1 能为老年人测量生命体征并观察、记录 1.2 能为老年人测量体重并记录 1.3 能为老年人测量血糖并观察、记录
	2. 用药照护	2.1 能协助老年人口服用药，观察老年人用药后的反应并及时报告 2.2 能观察老年人使用胰岛素后的血糖异常变化
	3. 风险应对	3.1 能识别老年人跌倒、压疮、走失、噎食、误吸、烫伤、冻伤、中毒、中暑的风险，及时报告并提供风险预防的措施 3.2 能发现老年人跌倒、急性创伤、肌肉骨骼关节损伤等，并立即报告
	4. 护理协助	4.1 能观察和识别胃管、尿管、气管切开及造瘘口的异常情况，及时记录和上报 4.2 能为老年人留取二便标本 4.3 能陪同老年人就医 4.4 能协助对Ⅱ度压疮老年人做出正确的照护
	5. 感染防控	5.1 能进行老年人常见传染病的预防 5.2 能正确配制和使用消毒液，进行环境及物品的消毒
	6. 失智照护	6.1 能识别和应对失智老年人的常见异常行为 6.2 能为失智老年人提供安全的环境
	7. 安宁服务	7.1 能对临终老年人提供沟通和陪伴 7.2 能进行遗体清洁、遗物整理 7.3 能进行终末消毒

3. 三级/高级养老护理员的基础照护技能要求

高级养老护理员为老年人实施基础照护的技能要求包括：用药照护、风险应对、护理协助、失智照护及安宁服务。内容详见表4-2-5。

表 4-2-5　三级/高级养老护理员的基础照护技能要求

职业功能	工作内容	技能要求
基础照护	1. 用药照护	1.1 能喂老年人口服药，观察用药后的不良反应并记录 1.2 能为老年人使用滴眼、耳、鼻等外用药，观察用药后的不良反应并记录
	2. 风险应对	2.1 能评估老年人跌倒、压疮、走失、噎食、误吸、烫伤、冻伤、中毒、中暑的风险，并制定出风险预防的措施及不良事件分析 2.2 能发现老年人急性创伤、肌肉骨骼关节损伤等，并做出初步的应急处置 2.3 能配合医务人员对急救老年人进行安全转运
	3. 护理协助	3.1 能协助进行Ⅲ度压疮老年人的照护 3.2 能对老年人提供雾化吸入、口腔吸痰、吸氧操作
	4. 失智照护	4.1 能针对失智老年人特殊异常行为提供相应的应对措施 4.2 能识别失智老年人的环境风险并制定应对措施
	5. 安宁服务	5.1 能协助对临终老年人家属提供心理慰藉及哀伤应对 5.2 能协助老年人家属处理后事

【基础照护技能指导案例】　识别老年人噎食的风险及风险防范

噎食的风险识别及防范，是对中级和高级养老护理员在基础照护工作内容中，有关风险应对的技能要求之一，养老护理员应该如何做才能保证老年人能够顺利进食，这就要求护理员必须熟悉老年人发生噎食的常见原因，掌握预防老年人发生噎食的措施，这也是本次课的学习重点。

【案例导入】

张爷爷，87 岁，已入住养老机构 2 年，患有阿尔茨海默症中晚期，生活不能自理，每天需要养老护理员喂食。目前养老护理员小李负责照护张爷爷。一天，小李正在给张爷爷喂午饭时，口中的食物不慎卡在咽喉部，呛咳不止，呼吸困难。

【学习目标】

（1）熟悉老年人发生噎食的常见原因。

（2）掌握发生噎食的风险评估及方法措施。

【基础知识概述】

（1）噎食的定义。是指进食过程中，因吞咽障碍或未充分咀嚼便下咽，导致食物团块不能下咽而阻塞食道，压迫呼吸道或者是误入气道，而引起呼吸窒息，表现为呼吸困难或发绀等一系列临床表现，甚至发生死亡。发生噎食的主要原因为吞咽障碍。

（2）发生噎食的高危因素

①年龄

第一，老年人生理功能退化，多伴有牙齿脱落，咳嗽反射功能下降，唾液分泌减少，食管下端括约肌神经纤维发生退行性改变，而导致对食物咀嚼功能和吞咽功能下降。

第二，老年人常伴有各种脑血管疾病或食管病变，进一步使吞咽反射迟钝，容易造成吞咽动作不协调。

②相关疾病的影响

第一，患有精神性疾病的老年人，由于服用抗精神病药物，容易引起咽喉肌群共济失调。

第二，老年人躯体疾病所致的吞咽功能障碍，如重度脑梗死、重症肌无力、阿尔茨海默症等。

第三，口咽部疾病，如咽炎、咽部肿瘤等。

第四，食管疾病，如食管炎、食管癌等。

③食物的因素。食物干燥或黏性大，如进食煮鸡蛋、蛋糕、饼干等较干的食物或年糕、汤圆、粽子等黏性较大的食物时，这些食物不易咀嚼，常常会粘附于咽喉部位而难以下咽，从而导致噎食的发生。

【目的】

做好吞咽障碍的风险评估，采取针对性防护措施，能够预防噎食、吸入性肺炎等不良并发症的发生。

【安全提示】

（1）老年人入住机构后，根据老年人病情做好吞咽功能障碍的风险评估，根据评定结果应引起重视。

（2）根据老年人身体情况给予相应的饮食。

（3）在征得老年人同意情况下再喂食，禁止强行喂食。

【防范措施】

（1）观察要点

①发现老年人有面容呆板、动作迟缓、流涎、强迫性张口等反应或者原有不良反应加重，如发音不清、口水外溢等症状时，应及时报告医护人员。

②如果老年人出现呛咳、呼吸困难，立刻停止进食，给予协助清理口腔内的食物，避免食物阻塞呼吸道而引起窒息，并及时报告医护人员。

（2）当老年人睡醒后不要马上进食，要等待完全清醒后再进食。

（3）有牙齿缺损的老年人在进餐前要佩戴活动义齿，方便咀嚼食物利于吞咽。

（4）根据老年人的身体情况给予恰当的进食照护。

①非卧床老年人进食，采取坐位进食。

②卧床老年人喂食，注意体位，以半坐卧位或坐位为佳，抬高床头不少于 30°，同时让其颈部略前倾，这样容易引起咽反射，减少噎食发生。

③老年人进食后应保持坐位至少半小时，防止食道返流引起的噎食。

④卧床老年人刚刚喂食后，防止立刻翻身等其他操作进行。

（5）进食环境要安静，避免嘈杂的环境加重老年人的烦躁情绪，如果不能平静进食，容易导致噎食的发生。发现老年人情绪波动较大时，应暂缓进食。

（6）选用适当的餐具，需要时可以选用较细小的匙羹。

（7）食物的选择和限制原则

①选择食物以松软、易消化、易于咀嚼和吞咽为原则，如面条、稀饭、鸡蛋汤等。

②尽量避免进食煮鸡蛋、饼干等干燥或黏性较大的食物。

③家属自行喂食时，食物应符合要求后再喂食。

④当老年人暴饮暴食时，养老护理员应嘱其放慢速度、减少食量。

（8）就餐过程中，指导老年人规律、缓慢、小口进食，细嚼慢咽，干稀搭配，进餐时禁止说笑。

（9）老年人进食后及时给予漱口或清洁口腔。

【知识连接】

（1）吞咽功能评定。常用洼田氏咽水试验的方法来进行吞咽功能评定。

①功能正常：5 秒内 30 毫升温水一饮而尽，无呛咳。

②轻度障碍：5 秒内 30 毫升温水一饮而尽，有呛咳。

③中度障碍：5-10 秒内 30 毫升温水，2 次以上饮完，有呛咳。

④重度障碍：呛咳多次发生，10 秒内不能饮完。

（2）吞咽基础训练

①呼吸训练

a）腹式呼吸：先呼气后吸气，呼气收肚子，吸气鼓肚子。

b）缩唇呼吸：经鼻腔吸气，呼气时将嘴唇缩紧如吹口哨样，4-6 秒内将气体缓慢呼出。

②颈部放松训练。前屈、后伸、左右转头。

③发音训练。模仿咳嗽动作。

④口面部器官运动操。睁大眼、闭紧眼、龇牙、噘嘴、左右鼓腮、叩齿、伸舌、卷舌、舌转圈、吞咽动作。

【课后小结】

噎食的风险防范，是养老护理员照护老年人和防范老年人安全隐患的必备技能之一。本节内容重点介绍了对老年人进食的照护，防范发生噎食的操作要点，希望通过本节内容的学习，养老护理员能够独立评估发生噎食的高危风险，掌握正确的喂食方法，并且在老年人进食过程中进行动态观察，避免噎食的发生。

【布置作业】

单选题、多选题、思考题等形式。

（三）康复照护服务技能

1. 五级/初级养老护理员康复服务技能要求

初级养老护理员为老年人提供康复服务的技能要求包括：体位转换和康乐活动。内容详见表 4-2-6。

2. 四级/中级养老护理员康复服务技能要求

中级养老护理员为老年人实施康复服务的技能要求包括：康乐活动和功能促进。内容详见表 4-2-7。

表 4-2-6　五级/初级养老护理员的康复服务技能要求

职业功能	工作内容	技能要求
康复服务	1. 体位转换	1.1 能为老年人正确摆放体位 1.2 能协助老年人进行各种体位的转换 1.3 能使用助行器、轮椅等辅助器具协助老年人转移
	2. 康乐活动	2.1 能示范、指导老年人手工活动 2.2 能示范、指导老年人娱乐游戏活动

表 4-2-7　四级/中级养老护理员的康复服务技能要求

职业功能	工作内容	技能要求
康复服务	1. 康乐活动	1.1 能组织老年人开展文娱性康乐活动 1.2 能指导老年人使用简易健身器材进行活动 1.3 能应用音乐、园艺、益智类游戏等活动照护失智老人
	2. 功能促进	2.1 能指导老年人进行日常生活活动训练 2.2 能协助压力性尿失禁老年人进行功能训练 2.3 能指导老年人使用简易康复器材进行活动或训练 2.4 能指导老年人进行坐位或站立位平衡训练 2.5 能指导老年人使用日常生活类辅助器具 2.6 能根据老年人的身体情况选择适当的助行器、轮椅等辅具

3. 二级/高级养老护理员康复服务技能要求

高级养老护理员为老年人提供康复服务的技能要求包括：功能促进和认知训练。内容详见表 4-2-8。

表 4-2-8　三级/高级养老护理员的康复服务技能要求

职业功能	工作内容	技能要求
康复服务	1. 功能促进	1.1 能组织和指导老年人开展康复体操活动 1.2 能指导或协助老年人平地行走、上下楼梯训练 1.3 能指导或协助老年人使用安全防护性辅助器具
	2. 认知训练	2.1 按照康复计划，能指导轻、中度认知功能障碍的老年人进行记忆力等训练 2.2 按照康复计划，能指导轻、中度认知功能障碍的老年人进行定向力等训练

【康复服务技能指导案例】 助行器的应用

助行器的应用，是对养老护理员在康复服务工作内容中，指导或协助老年人使用安全防护性辅助器具，促进老年人功能恢复的技能要求之一。所以要求养老护理员必须了解老年人在应用助行器过程中的注意事项，掌握助行器的正确使用方法，也是本次课的学习重点。

【案例导入】

李奶奶，80岁，患有脑梗、左侧肢体偏瘫。护理员小王照护李奶奶的日常生活，照护过程中小王应指导王奶奶使用助行器下地行走活动。

【提出问题】

请大家思考，在老年人下地使用助行器行走过程中，需要注意什么？

【学习目标】

（1）了解应用助行器过程中的注意事项。

（2）掌握正确使用助行器的方法。

【基础知识概述】

（1）概念。能够辅助人体支撑体重、保持平衡和行走的工具称为助行器。

（2）目的

①指导辅助老年人利用助行器完成日常生活和功能恢复。

②协助老年人利用助行器分担体重，减轻下肢关节负荷。

③协助老年人使用助行器维持身体平衡，确保行走安全。

（3）种类

①根据其结构和功能，助行器包括助行杖和步行器。

a）手杖。

b）前臂支撑拐。

c）腋拐。

②步行器包括固定型、交互型、有轮型等。

a）固定型：常用来减轻一侧下肢的负荷，适合下肢损伤或骨折不允许负重时的老年人使用。（图4-2-1）

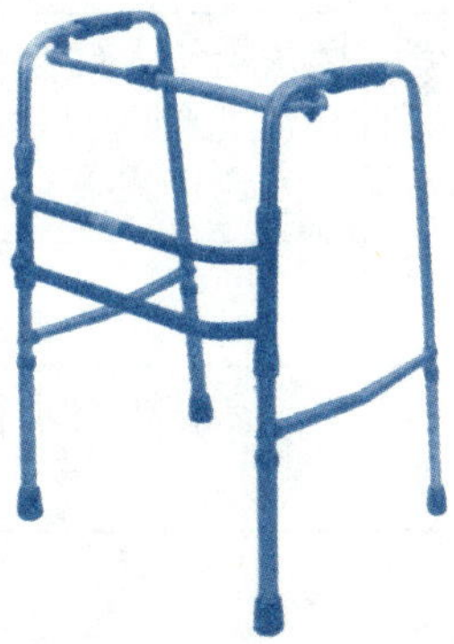

图 4-2-1　固定型

b）交互型：应用时先向前移动一侧，然后再移动另一侧向前，如此来回交替移动前进。适用于立位平衡差，下肢肌力差的老年人。

c）前方有轮型（两轮型）：用于上肢肌力差，单侧或整个提起助行器有困难的老年人使用。

d）四轮型：移动容易；不用手握，而是将前臂平放于垫圈上前进，适用于步行不稳的老年人。

（4）安全提示

a）使用前检查确保助行器安全，高度适宜，并锁定。

b）使用时协助老年人按照正确方法使用助行器，防止老年人摔倒。

c）使用过程中，密切观察老年人是否出现体力不支、虚脱等情况。

【操作流程】（以固定型步行器为例）

使用前检查步行器装置是否完好

↓

向老年人及家属解释操作目的、意义，取得老年人配合

↓

协助老年人从床上坐起至床旁

↓

嘱老年人在床边静坐 5-10分钟，无头晕症状后再穿鞋站立准备。用健侧手握住步行器，另一侧手撑床，健侧腿支撑身体站起

↓

养老护理员调整步行器高度，搀扶老年人站在步行器内，双手放在步行器把手上，肘关节弯曲，弯曲角度大约为150°或两手臂自然下垂，步行器顶部与腕关节内侧处齐平，为老年人调至适合的高度

↓

行走：老年人一侧肢体活动不便，需要先将步行器向前推动一步长的距离，同时保持身体挺直

↓

再将老年人患侧肢体迈向步行器，并保持步行器不动

↓

最后将健侧肢体迈向步行器，步行器仍保持不动，双脚持平

↓

不断移动步行器向前，重复以上过程

【行走时的注意事项】

（1）迈步时不要过于靠近步行器，否则会有向后跌倒的风险。

（2）行走时不要把步行器放得离老年人太远，否则会干扰平衡。

（3）不要将步行器调得过高，否则行走起来会费力，更有摔倒的风险。

（4）坐下和起身时，不要倚靠在步行器上，否则容易随步行器一起摔倒。

（5）确保老年人体力充沛，衣着宽松，鞋子防滑舒适合脚。

【相关知识链接】

助行杖长度选择方法：

（1）手杖的长度：测量方法是让老年人穿鞋或下肢矫形器站立，身体直立，以肘关节屈曲 150°，腕关节背屈约 30°的状态握住手杖，并使手杖支脚衬垫位于脚尖前方和外侧方各 15 厘米直角交界处的位置。

（2）腋拐的长度：身长减去 41 厘米的长度即为腋拐的长度。测量时老年人应穿平日经常穿的鞋站立。如果老年人下肢或上肢有短缩畸形，可让老年人穿鞋或下肢矫形器仰卧，将腋拐轻轻贴近腋窝。在小趾前外侧 15 厘米与足底平齐处即为腋拐最适当的长度。

【课后小结】

如何应用助行器，是养老护理员照护老年人的必备知识之一。本节内容着重讲授了固定型步行器的照护应用要点，希望通过本节内容的学习，养老护理员能够掌握助行器的分类、应用方法、注意事项，为不同老年人选择合适的助行器，在照护脑梗后遗症老年人、神经功能障碍老年人等方面具有重要的指导意义。

【课后练习】

以单选题、多选题及思考题的形式。

二、技能指导基本概述

（一）技能指导概念

技能指导是为了帮助学员在护理实践培训过程中，将既往学到的基础知识与老年人照护的操作技能相结合，并获得所必需的专业及个人技能、态度和行为。技能指导在培训教学中占有非常重要的地位。

（二）技能指导的目的

为加深各级养老护理员对老年人照护理论知识的理解，在获得理性认识的基础上，进一步获得感性认识，从而能够将理论与实践联系起来，正像《论语》中所说："学而时习之，不亦说乎"；培养护理员独立处事能力和动手能力；培训护理员查阅参考书籍，深入探究护理知识的能力；培养严谨求实的工作作风和科学态度，培养全心全意为老年人服务的思想。

（三）技能指导内容的设计

实践指导内容的设计包括实践指导的课时、实践指导分组、实践指导的场所选择、实践指导的要求（表4-2-9）。

表4-2-9　初级养老护理员的实践指导部分内容

序号	实践指导内容	学时	人/组	类型	技能要求
1	能摆放老年人饮食体位	2	10	示教	必修
2	能帮助老年人进食	2	10	示教	必修

续表

序号	实践指导内容	学时	人/组	类型	技能要求
3	能安置老年人睡眠环境	2	10	示教	必修
4	能为老年人更换尿布	2	10	示教	必修

（四）技能指导环节

1. 示教

实践指导的形式对学员掌握知识和技能非常有帮助，其中示教是实践指导的重要形式。培训老师应认真演示每一项操作流程、步骤及细节，可通过真人示教方法和模拟人示教方法完成。

2. 训练

在训练过程中，应强调训练分组的要求及时间的把握。可根据参加培训的人数分成若干组，每组 10 人左右进行分组训练，以调动学员参与的积极性。

3. 观摩

观摩是指观摩老师的示教，在实践指导过程中会增加观摩考察的方法。综合观摩与考察相结合开展实际训练。

4. 讲评

最后，教师对小组讨论情况进行点评，总结经验，分析存在的不足。讲评的内容包括分组训练、观摩的效果，以及存在的问题。

通过事先设计的案例，选择社会关注度较高的典型案例 1–2 个，供各组自由选择。案例一般提前 1 周布置，倡导学员先查阅资料，以小组的形式进行研讨，深入理解。如遇困难或者问题，可以通过多种形式随时得到教师的指导。

在研讨的基础上，各组形成案例分析报告，再制作课堂汇报的材料和 PPT。一般每组安排 2 人左右汇报小组的讨论观点，并接受其他组和其他同学的提问和质疑，可以进一步将案例的讨论推向深入。

5. 效果

（1）指导形式的标准化发展。

（2）指导的方式要因地制宜。

（3）注重考核标准的管理，形成指导手册。

（五）技能指导操作步骤与流程

技能指导准备 → 确定指导内容 → 选择指导方式 → 确定考核方式 → 实施技能指导

步骤 1　工作准备

技能指导准备是指养老护理技师在培训前对教材、环境、教学设备的准备，包括评估培训对象（初中高级养老护理员）。

（1）养老护理技师准备。领会标准要求并熟悉教材、培训计划、培训目标、培训内容、培训课时、考核要求等。

（2）环境准备。选择适宜的教室或场地。

（3）教学设备准备。投影、黑板等示范所需的物品。

（4）评估培训对象　根据学员基本情况，分析培训需求，把握培训大纲要求。

步骤 2　确定指导内容

确定指导内容应对培训对象进行评估，制订培训计划，编写培训方案，根据学员情况，完成相关的技能指导讲义或手册。

步骤 3　选择技能指导方式

确认技能指导方式，针对教学内容遴选适宜的师资，参照学时安排，完成培训指导。

步骤 4　确定考核方式

确认技能指导考核形式。

步骤 5　实施技能指导

完成效果评价，确定技能指导任务。

（六）注意事项

（1）实践指导过程中，应注意示教顺序，示范演示应边讲边做。

（2）实训分组不宜过大。

（3）注意找出在观摩过程中被受训者忽略的问题。

（4）注意选用适宜的小结方法。

三、组织实施技能指导的方法

（一）演示法

在为养老护理员讲授相关知识内容的同时，为突出重点、难点，将理论与实践技能相结合，教师重点讲解并示范各项照护技术操作的步骤方法及注意事项，使护理员更好地掌握专业照护操作技能，提高为老年人服务的能力。

技能指导案例：为生活不能完全自理的老年人经口喂食、水的方法

1. 概述基础知识

经口摄入不同种类的食物，以保证营养均衡，才能维持机体各器官功能，提高机体免疫力，预防疾病的发生。当老年人因高龄、疾病、身体虚弱等原因导致生活自理能力下降时，会出现不能自行拿取食物、在进食过程中打翻食物，甚至不能将食物送入口中等问题，此时就需要养老护理员协助完成老年人的进食照护。

在协助老年人进食时，需要对老年人进行初步评估，判断老年人需要照护的程度，给予适宜的帮助，在老年人能力范围内，尽可能鼓励老年人自行进食，在进食的过程中提供适宜的帮助，使老年人顺利进食，可以提高老年人的自尊与自信；当老年人因身体虚弱、肢体瘫痪或肢体制动无法自行进食时，则需要养老护理员给予老年人经口喂食，使老年人获得身体所需的营养物质，减少并发症，促进早日康复。

2. 安全提示

（1）注意食物温度，避免食物烫伤老年人口腔黏膜。

（2）喂食时观察老年人有无呛咳，避免发生误吸。

（3）治疗性饮食是部分老年人治疗的措施之一，必须遵照医嘱给予，避免因错误而耽误老年人的治疗。

（4）保证手的卫生和食物的卫生，防止发生消化道感染及食物中毒。

3. 操作流程

（1）操作步骤

养老护理员准备：服装整洁、洗净并温暖双手

用物准备：食物、水、汤勺、筷子、吸管、毛巾或纸巾、餐桌等

环境准备：用餐环境安静、整洁、舒适、安全，气氛轻松愉快。进食前要将餐桌上的多余物品收拾妥当，保证安全。如果有多位同居一室的老年人，需用隔帘遮挡

老年人准备：协助洗手；进食前 30 分钟内不做剧烈活动；如有义齿，在进餐前需佩戴好；如有餐前或餐中药物，需备好药物；询问老年人及同室老年人是否需要如厕或使用便器，以免进餐时有不良气味影响老年人的食欲

使用床上用小餐桌辅助放置餐盘和食物

能够自行进食的老年人，鼓励其自行进食。一侧肢体功能障碍的老年人进食时，指导其用健侧手拿汤匙或筷子，协助其患侧手尽可能扶住碗盘，嘱其慢慢进食，锻炼其自理能力。对有视力障碍的老年人，要告知食物的名称，将筷子或汤匙按老年人喜好习惯放好，协助其进食

不能自理的患者，则需养老护理员协助经口喂食。喂食时，食物尽量送到舌根部，每次食量适中（约 1/3 汤匙），速度适宜。喂汤、水时从唇边送入，待老年人将食物完全吞咽后再喂下一口食物

进食结束后，协助老年人漱口、清洁口腔；有活动性义齿者协助将义齿取下、清洁。清洗碗筷、汤匙，晾干备用

清理用物和床单位，桌椅摆放整齐，洗手

身体状况允许的情况下，嘱老年人保持坐位或半卧位 30 分钟。能下床活动者，扶助床旁稍作饭后散步，帮助消化吸收

需要记录出入量的老年人，需知晓容器的容量，准确记录进食时间、食物内容和含水量

（2）注意事项

①协助进食时动作轻柔，防止食物翻倒和外溢。

②要随时协助老年人擦拭口周，维护其自尊。

③进食时不催促老年人，防止发生噎食。

④喂食过程注意观察老年人的反应，有呛咳时要暂时停止喂食，防止误吸，特别是为有吞咽障碍的老年人喂食时应尤其注意。

⑤对食欲差的老年人，要多鼓励，以保证营养的摄入。

⑥进食时间不宜过长，如果老年人感觉疲劳可适当休息后再进食。

⑦老年人如有口腔、咽喉及胃部疾病，应避免摄入过热的饮食。

4. 课后小结

协助老年人进食是养老护理员的必备技能之一。本节内容着重讲述了协助进食的操作步骤和注意事项，希望通过本节内容的学习，能够掌握协助老年人进食的方法。

（二）案例分析法

案例分析法是指养老护理技师在导入新课时，通常可以选用适宜的案例，以叙述或图片的方式导入新课，以提高学员的学习兴趣和注意力。

技能指导案例：热水袋正确使用技术

【案例导入】

82岁的王奶奶，患有糖尿病，神志清楚，长期卧床。一天晚上，刚入职不久的养老护理员小李值班，王奶奶说："我双脚发凉，影响睡眠。"于是小李准备好热水袋放在王奶奶脚底，为王奶奶取暖，后来忘记取出。清晨发现王奶奶右侧小腿有一处皮肤发红，面积约为2厘米×3厘米。

【问题评估】

经过对王奶奶腿部观察，右侧小腿确实有发红，评估为王奶奶被烫伤了。

【引发思考】

根据上述案例，请大家思考一个问题，作为养老护理员在工作中应当怎样预防老年人烫伤？

【确定学习目标】

熟悉烫伤发生的危险因素，烫伤的防范方法及处理原则；掌握热水袋的正确使用技术。

1. 概述基础知识

（1）烫伤的概念　烫伤通常是指由于热物体、热液体、蒸汽等所引起的组织损伤。低温烫伤是指长时间接触高于体温的低热物体所引起的烫伤，通常指温度为41℃–60℃的致伤因子作用于机体较长时间而造成的皮肤甚至皮下组织的损害。如案例中的王奶奶被烫伤，就属于低温烫伤。

（2）烫伤发生的因素

①烫伤发生的直接因素：与受热的热力和时间有关。当温度达到44℃，时间达6小时以上，皮肤才会发生不可逆损伤；当温度达到44℃–51℃时的损伤程度与接触时间长短呈正相关；而温度达到51℃以上时，在极短时间内即可引起损伤。

②低温烫伤多发生在冬季：由于天气寒冷，很多老年人需要使用热水袋保暖，因为长时间与致热源接触，表层组织虽然脱水较慢，但热容量较大，使热能积蓄向深部传导，从而引起深度烫伤。

③烫伤发生的危险因素：首先是生理因素，包括老年人的年龄、生活自理能力及全身皮肤情况，老年人的皮肤随着年龄增长而变薄，皮肤的毛囊、汗腺及皮脂腺功能逐渐衰退，皮肤张力、感觉功能、对外保护作用及对周围环境温度调节功能差，再生机能降低或减弱，免疫功能降低，皮肤血运减慢，容易造成烫伤。其次是疾病因素，很多老年人患有糖尿病、脉管炎或脑卒中后遗症，末梢循环功能障碍，神经功能受损，导致老年人感觉迟钝，热和痛觉不敏感，对低温刺激反应低，故在低温的持续作用下，常常导致深度烫伤；还有的老年人有肢体功能障碍，意识障碍、身体虚弱，或使用镇静安眠及止痛药物等影响意识或活动，用热时也容易造成烫伤。

2. 案例分析目的

使养老护理员能够正确认知烫伤防护知识，掌握对烫伤有效的防范措施，指导养老护理员能够正确使用热疗用具，避免对老年人造成意外烫伤事件的发生。

3. 安全提示

（1）养老护理员在为老年人热疗前，一定要遵医嘱，在医护人员指导下了解和掌握老年人是否需要热疗，以及热疗的位置、温度等，还要对老年人的身体和皮肤情况进行评估。

（2）要严格遵守热疗操作规程，避免患者在热疗过程中发生烫伤。

（3）为老年人热疗开始后，要注意温度与时间，避免烫伤事件发生。

4. 烫伤程度及处理原则

（1）Ⅰ度烫伤。损伤最轻，烫伤处皮肤发红、有明显触痛、有渗出或水肿。轻压受伤部位时局部变白，但没有水疱。

烫伤处理：可不必进行特殊治疗，可在受伤部位涂抹一些烫伤油膏。

（2）Ⅱ度烫伤。损伤较深，皮肤出现水疱，水疱底部呈红色或白色，充满清澈黏稠的液体。触痛敏感，压迫时变白。

烫伤处理：有水疱者，如果水疱未破，应当给予保护，避免破溃，由医务人员在无菌条件下采取抽吸的方法，清除水疱内的液体，这样可以保持水疱皮肤的完整。待痊愈后去除，这样有利于创面再生和修复；如果水疱破溃，应注意创面的无菌操作，用剪刀剪掉腐皮以避免感染。

（3）Ⅲ度烫伤。损伤最深，表面发白、变软或者呈黑色、炭化皮革状。由于被烫伤皮肤变得苍白，在白皮肤老年人中，有时被误认为正常皮肤，但压迫时不再变色。被破坏的红细胞可使烫伤局部皮肤呈鲜红色，偶尔有水疱，烫伤区的毛发很容易拔出，感觉减退。烫伤区域老年人一般没有痛觉。

烫伤处理：应送往医疗机构救治。提倡暴露疗法，必要时外科手术治疗。暴露治疗期间，应保持室内卫生，定时开窗通风，保持创面干燥，衣物被褥等如被浸湿，应随时更换，避免发生感染。

5. 操作流程及注意事项

（1）操作流程

用物准备：水温计、纱布、量杯、暖水袋、毛巾等

↓

告知老年人操作的目的、意义，获得理解与配合

↓

评估老年人意识、身体、皮肤等情况，根据需要采取舒适体位

↓

检查热水袋，外观有无破损，向袋内充气，盖紧，挤压

↓

热水袋水温调节至 50℃，缓慢灌入水至热水袋的1/2~2/3处，将热水袋口端逐渐放平，排出袋内空气，拧紧塞子，用毛巾包裹

↓

将热水袋放置在与老人身体距离 10 厘米处，避免直接接触老人导致烫伤。

（2）注意事项

①为老年人热疗时，热水袋水温调节在 50℃以内，热水袋外一定要包裹毛巾，不可直接接触皮肤，以免烫伤。

②应用热水袋的过程中，应定时检查老年人的局部皮肤，如发现皮肤潮红，应立即停止使用，并在局部涂上凡士林保护皮肤。

6. 课后小结

热水袋的应用技术是养老护理员必须掌握的知识技能之一。本节内容以案例分析的方法学习了热水袋在照护老年人过程中的操作要点，希望大家通过本章节的学习，能够掌握热水袋的应用方法以及应用过程中的注意事项，在实际工作中对老年人的照护具有指导意义。

（三）角色扮演法

充分利用角色扮演法的优点，给养老护理员在特定情景下角色实践的机会，提高学员参加培训的积极性，在真实的模拟情景中，体验技能操作的具体实践，帮助养老护理员更加了解老年人的感受，发现自己工作中的不足，便于更好地改进和提高技能。

技能指导案例：轮椅的使用

【情景设定】

李奶奶 80 岁，患有右侧肢体偏瘫，今天天气晴好，由护理员小张负

责照护李奶奶，需要使用轮椅协助外出晒太阳。

【确定角色】

将学员分成若干个大组，每 10 人为一个大组；每个大组内再分成 5 个小组，每个小组 2 人，其中一人扮演李奶奶，另一人扮演养老护理员小张；同小组 2 人再对换角色进行轮椅使用的技能训练。

【问题评估】

李奶奶肢体活动障碍，如何协助李奶奶外出晒太阳，同时在搬动和运送过程中要保证李奶奶的安全。

【工作思考】

养老护理员小张在使用轮椅过程中，为保证李奶奶的安全，需要采取哪些措施？

【学习目标】

熟悉轮椅应用的注意事项，保护老年人的安全，避免出现伤害事故。

掌握使用轮椅的正确方法，以及对老年人的人文关怀。

（1）概述基础知识

①介绍轮椅功能。轮椅是老年人的一种重要的康复工具。许多老年人虽然失去了行走功能，但能借助轮椅适当活动，通过轮椅锻炼身体，提高老年人对生活的信心，增加老年人的生活乐趣。

②目的。护送老年人进行室外活动；帮助老年人下床活动，促进血液循环和体力恢复。

③安全提示

a）操作前需要判断好老年人可行动范围，将轮椅放置在最合适位置。

b）操作中告知老年人出现感觉不适时，要立即告诉养老护理员。

c）操作中搬运老年人时，要确保老年人的安全，防止将老年人摔倒。

（2）操作流程

①从床上移动到轮椅上。

用物准备：轮椅（检查各部件性能良好）

↓

养老护理员告知老年人使用轮椅运送的目的、方法、注意事项，取得老年人同意

↓

养老护理员评估老年人的身体情况及体重、意识状态、活动能力，老年人肢体受限部位，了解合作程度，做好充分的心理准备

↓

将轮椅推至床旁，轮椅与床边呈 30°~45°，拉紧车闸，固定轮椅，翻起脚踏板

↓

协助老年人坐起至床边，双脚着地

↓

养老护理员面对老年人站立，老年人双手置于护理员肩上，养老护理员双手环抱老年人腰部，协助老年人下床站立

↓

协助老年人转身，背对轮椅，嘱老年人用健侧手扶住轮椅把手，扶稳后，后退并坐于轮椅上

↓

协助老年人调整好身体位置，再翻下脚踏板，协助老年人将脚置于脚踏板上

↓

观察老年人有无不适，老年人同意后，养老护理员放松制动闸，推动轮椅至目的地

②从轮椅移动到床上

护理员将轮椅推至床尾，轮椅背与床尾平齐，老年人面向床头

↓

拉上制动闸将轮椅制动，翻起脚踏板

↓

养老护理员站在轮椅前面向老年人，双手抱住老年人腋下协助老年人站起、转身、坐到床边

↓

协助老年人上床，卧床休息。将轮椅放至指定位置

③注意事项

a）协助老年人坐轮椅时，提醒老年人身体不可前倾、不可自行站

起或下轮椅，以免摔倒，对身体不能保持平衡的老年人，系安全带，避免发生意外。

b）下坡时，倒转轮椅，轮椅倒退下行，使轮椅缓慢下行，老年人头及背部应向后靠紧轮椅。

c）推送过程中要与老年人保持沟通，经常询问和提醒，过门槛时，翘起前轮，避免过大的震动，保证老年人安全。

d）使用前应先检查轮椅，保证完好无损方可使用。

e）轮椅放置位置合理，移动老年人前应先固定轮椅。

（3）掌握在不同环境下推轮椅的方法

①平地推轮椅方法

在平地使用轮椅时，护理员站在轮椅的后面，两手扶住车把前进。

②上、下斜坡推轮椅方法

a）上坡时，护理员须站在轮椅后方，将轮椅直接向上推。

b）下坡时，调转轮椅方向，轮椅倒退下行，养老护理员背对前进方向并注意观察背后情况，控制好速度。

③推轮椅进出电梯的方法

a）进电梯时，养老护理员和老年人都背对电梯口，养老护理员在前，轮椅在后。进入电梯后，养老护理员将轮椅调转方向，背对电梯口，拉好刹车，固定轮椅。

b）出电梯时，养老护理员在前轮椅在后，背对着出电梯。

④转弯

行进中靠右行驶，当需要转弯时，应当提示并减速，如需左转时，左手轻拉住车把手，右手缓慢推动轮椅，通过弧线调整方向，然后继续前行；当需右转时反之。

（4）课后小结

轮椅的使用是养老护理员照护老年人的必备技能之一。本节内容着重介绍了将老年人从床上移至轮椅，再从轮椅移至床上的照护过程中的照护要点，希望通过本章节的学习，养老护理员能够掌握轮椅的使用方法、注意事项以及不同环境下轮椅的使用要点，对于养老护理员照护因行动不便和无法自行行走的老年人具有实际的指导意义。

（四）讨论法

在教师的指导下调动养老护理员的主动性、积极性，为解决某个问题而进行探讨，教师要启发引导学员，充分发表自己的见解。讨论的学习方法，能更好地培养养老护理员独立思考能力和口头表达能力，促进学员灵活地运用知识。讨论结束后，教师要进行小结并给予培训指导。

技能指导案例：排便异常的照护

【问题导入】赵奶奶 78 岁，半年前进行脑积水手术，出院后入住养老机构，四肢肌力弱，不能自理，已卧床半年，大小便均需要在养老护理员帮助下完成。养老护理员小王在协助赵奶奶大便时，发现其大便干燥、排便费力，每次排便均需要使用开塞露。为改善赵奶奶便秘问题，遵照医嘱给予赵奶奶服用缓泻药，当服药 1 天后，赵奶奶即出现排便次数增多现象，每日 4–5 次，且为稀便，偶尔会有大便不自主排出现象。养老护理员小王在为赵奶奶清理大便时，发现肛门周围皮肤出现红肿。

【提出问题】教师根据导入的问题首先进行问题评估，再提出问题让学员思考并组织学员进入讨论环节。

【问题评估】赵奶奶长期卧床，因此出现大便干燥，排便费力。在使用缓泻药后出现排便次数增多，有时大便不受控制地排出，给老年人造成难堪，承受很大的心理压力；同时养老护理员要清理被大便污染的皮肤、被褥等又增加了很大的工作量；由于老年人因大便刺激，导致肛周皮肤发红疼痛等，如果护理不当或不能及时发现，就会导致老年人皮肤炎性反应，发生失禁性皮炎；同时不良气味的刺激也会导致老年人的舒适度下降。

【思考问题】当老年人长期卧床时，可以采取哪些方法预防便秘的发生？

当老年人发生大便失禁时如何照护？

【分组讨论】根据学员人数和场地，将学员分成若干组，每组选出一名组长，记录本组学员每人的发言，当小组讨论完毕，由各小组长代表本组将讨论结果在课堂上逐一汇报，本组其他学员可以给予补充。

【学习目标】熟悉预防老年人便秘的方法，并对老年人实施正确的照护；掌握大便失禁的照护流程，为失禁老年人提供适宜的照护；掌握肛周皮肤的护理方法，减少失禁性皮炎和压疮的发生。

1. 基础知识

（1）概述。成年人每日正常排便次数在 2-3 次，或者每周排便 1-3 次。如果每周少于一次或每日多于 3 次，都可以认定为排便异常。正常粪便呈黄褐色、成型。正常粪便因含有蛋白质分解产物而有臭味，食肉者味重，食素者味轻。排便异常常以便秘、腹泻和大便失禁等形式表现出来。当卧床老年人出现上述问题时，需要养老护理员提供针对性的照护，及时帮助老年人解决排便问题，避免粪便不能及时清理而对老年人造成的不良刺激，更要注意在协助老年人使用便盆时，要掌握正确的使用方法，避免拖、拉、拽等粗暴手法，避免导致老年人皮肤出现划伤、擦伤或压伤。同时要做好大便失禁老年人肛周皮肤的护理。减少失禁性皮炎的发生。

（2）目的。老年人发生排便问题时能得到及时、适宜的照护，提高老年人的舒适度，减少并发症的发生。

（3）安全提示

①提示老年人当大便干燥时排便避免用力过大，防止发生晕厥、猝死。

②床上使用便器时应掌握正确的使用方法，避免拖、拉、拽等，防止皮肤擦伤或压伤。

③清洁肛周时，应使用软质卫生纸或毛巾，湿润后擦拭，防止卫生纸过硬、干燥导致大便残留或划伤肛周皮肤。

2. 操作流程

（1）便秘老年人的照护重点

定时排便训练：协助并鼓励老年人每日晨起坐便盆 10-20 分钟。因晨起后易引起胃、结肠反射，此时训练排便可建立条件反射，日久天长可养成定时排便的好习惯

↓

增加运动促进肠蠕动：身体条件允许时适当增加全身运动量，可增加直肠的血液供应及肠蠕动，以利于排便。例如保持膝关节伸直做收腹抬腿及仰卧起坐动作，指导老年人做提肛收腹运动，或按肠蠕动的方向做腹部按摩，每日可做数次

↓

饮食指导：鼓励老年人多食用含纤维素高的食物，纤维素有亲水性，能吸收水分，使食物残渣膨胀，形成润滑凝胶，在肠道内能推进和刺激肠蠕动，加快食物残渣对直肠壁的刺激，从而激发便意和排便反射。例如玉米面、荞麦面、蔬菜水果等

↓

液体摄入：水分可增加肠内容物的容积，刺激胃肠蠕动，并能使大便软化。每天至少保证饮水量达到1500-2000毫升，由于长期卧床、活动减少，导致肠蠕动减慢时应增加饮水量，每日在2000-3000毫升，可以喝些淡盐水或蜂蜜水。每天清晨最好空腹喝一杯白开水，对排便有刺激作用，可反射性引起排便

↓

排便环境要求：创造一个安静隐蔽的环境，有利于老年人排便的顺畅。卧床老年人因不能到厕所排便而在床上完成，而且有的老年人房间会居住有其他老年人，大便的特殊气味会导致老年人出现焦虑。所以，当老年人在床上大便时，应协助拉好隔帘。如果有家属应嘱其先离开。大便后开窗通风，使房间空气清新，减少老年人的心理压力

↓

协助排便：当老年人因大便干燥不能自行排便时，嘱老年人不要过于用力，避免发生心脑血管意外。可遵医嘱给予使用开塞露协助排便，必要时也可以人工协助排便

（2）大便失禁老年人的照护重点

掌握老年人排便规律，做好排便准备；主动观察了解老年人排便时间、频次，提前给老年人准备好便器，尽量减少不自主排便情况发生。一般老年人会在饭后排便，可在饭后协助老年人使用便器。如果老年人排便时间无规律可循，则可以每隔2-3小时协助老年人使用一次性便盆

↓

排便训练：指导老年人在使用便盆时试图自己解大便，有助于老年人恢复括约肌的功能。如果身体情况允许，可扶助老年人到厕所或使用床旁便器，用正常人排便的方式，逐渐训练老年人肛门括约肌的功能，但时间不宜过长，每次10-20分钟，时间过长会导致痔疮发生

↓

摄食摄水指导：老年人往往会因大便失禁而主动减少喝水和食物的摄入，时间长了会导致便秘的发生，因此养老护理员要主动安慰、帮助老年人，协助老年人正常饮水、吃饭，防止发生便秘

↓

正确使用便器：在为老年人使用便盆时，注意要将扁平端朝向老年人头部方向，窄高端朝向老年人脚的方向，防止方向错误导致损伤老年人皮肤。对于卧床老年人，如果可以屈膝、足部可用力，可指导其将臀部完全抬高，将便盆放于臀下；也可以协助老年人侧卧，将便盆紧贴于老年人臀部，手扶便盆一侧下压便盆，并协助平卧。便盆取出时需将床头摇低，指导老年人双腿用力，抬高臀部后将便盆平移取出；也可以协助老年人向对侧翻身后取出。翻身时注意扶住便盆，防止侧翻，污物溅出

↓

体位要求：如果老年人情况允许，可以将床头摇高接近坐位，查看老年人臀部是否在便盆中间。如果老年人能自己坐稳，可暂时离开，拉好床档。离开前将呼叫器放在老年人触手可及处，便于呼叫。如果情况不允许，护理员应始终站在老年人身旁照护

↓

皮肤护理：老年人便后协助用软质卫生纸擦净粪便，再用湿热毛巾擦净肛门及周围皮肤，保持皮肤的清洁干燥；在肛周皮肤上涂抹保护性软膏，减少大便对皮肤的不良刺激，降低失禁性皮炎的发生

↓

床单位清洁：为防止污染床单，需要在臀下垫上一次性尿垫，隔离污渍的渗透。保持床单、衣裤的干净、干燥、平整，有污渍时及时更换，防止褶皱、潮湿等刺激，使皮肤抵抗力下降，出现压疮。每次清洁大便后，给老年人整理好被褥，盖好被子，开窗通风，减少不良气味刺激老年人产生不舒适感

↓

粪便的观察：养老护理员在协助老年人排便时需注意观察有无排便异常。排便异常的表现为次数的增多及性状的改变，如水样便、脓血便等。如有异常需及时报告医生护士。正确记录大便次数、量、形状、颜色、气味等。需要时留取标本送检

【相关技能】

（1）开塞露的使用方法

①使用前将管帽拧开，观察管口是否圆润，避免划伤老年人肛周黏膜。

②告知老年人为其使用开塞露以取得配合。协助老年人取左侧卧位，褪去内裤，膝盖弯曲，臀下垫尿垫。

③养老护理员站在老年人右侧，取卫生纸备用，用左手分开老年人臀部，露出肛门；右手捏挤出开塞露球部内的药液少许，润滑管口及肛门，待开塞露直管部全部插入肛门内后，将球部药液全部挤净后拔出。

④嘱老年人尽量多坚持一些时间，使药液在肠腔内与粪便充分接触致粪便软化，同时药液可以刺激肠蠕动，促使粪便的排出。

⑤将便盆放于老年人臀部下，待大便排出后及时清除粪便，清洁肛周皮肤，协助老年人取舒适卧位。

⑥如果仍不能排出大便，采取人工方法协助排便。

2. 人工排便方法

①告知老年人人工协助排便方法和目的，取得配合。

②协助老年人取侧卧位，暴露臀部，臀下垫尿垫。

③养老护理员戴手套，在手套外涂液体石蜡，用右手食指缓慢插入肛门，当触及大便硬结时，小心将大便挖出。整个过程动作一定要温和缓慢，避免损伤肛周及直肠黏膜。

④粪便取出后可能还会有软便排出，因此要备好便盆，以方便使用。

⑤及时清理粪便，协助做好肛周护理，提高老年人的舒适度。

（3）大便标本的留取方法

①用物准备写好姓名、床号的集便器一套。

②养老护理员戴手套、口罩。

③取新鲜粪便装入集便器内，标本量为蚕豆大小，将盒盖严。

④注意事项：标本采集遵医嘱，通常取异常部分，如有脓、血、黏液等部分。

【课后小结】

老年人排便异常的照护是养老护理员必须掌握的照护知识技能之

一。本节内容着重介绍了老年人大便失禁、便秘时的照护重点。希望通过本节内容的学习，作为养老护理员能够掌握老年人排便失禁时的照护，以及便后清洁、保护肛周皮肤、训练排便功能的方法，指导便秘老年人养成正确的排便习惯，告之规律饮食饮水的重要性，促进排便的简易按摩方法等。掌握并正确实施排便异常老年人的照护技能，对提高老年人的生活质量、预防并发症的发生具有重要的意义。

参考文献

［1］刘则杨．养老护理员（技师）［M］．北京：中国劳动社会保障出版社，2019.

［2］张利岩．护理员培训指导手册［M］．北京：人民卫生出版社，2018.

［3］北京市民政局，北京市养老服务职业技能培训学校．老年人失能与照护等级评估［M］．北京：华龄出版社，2019.

［4］张玲芝．康复护理学基础［M］．北京：人民卫生出版社，2004.

［5］陈卓铭．语言治疗学［M］．北京：人民卫生出版社，2008.